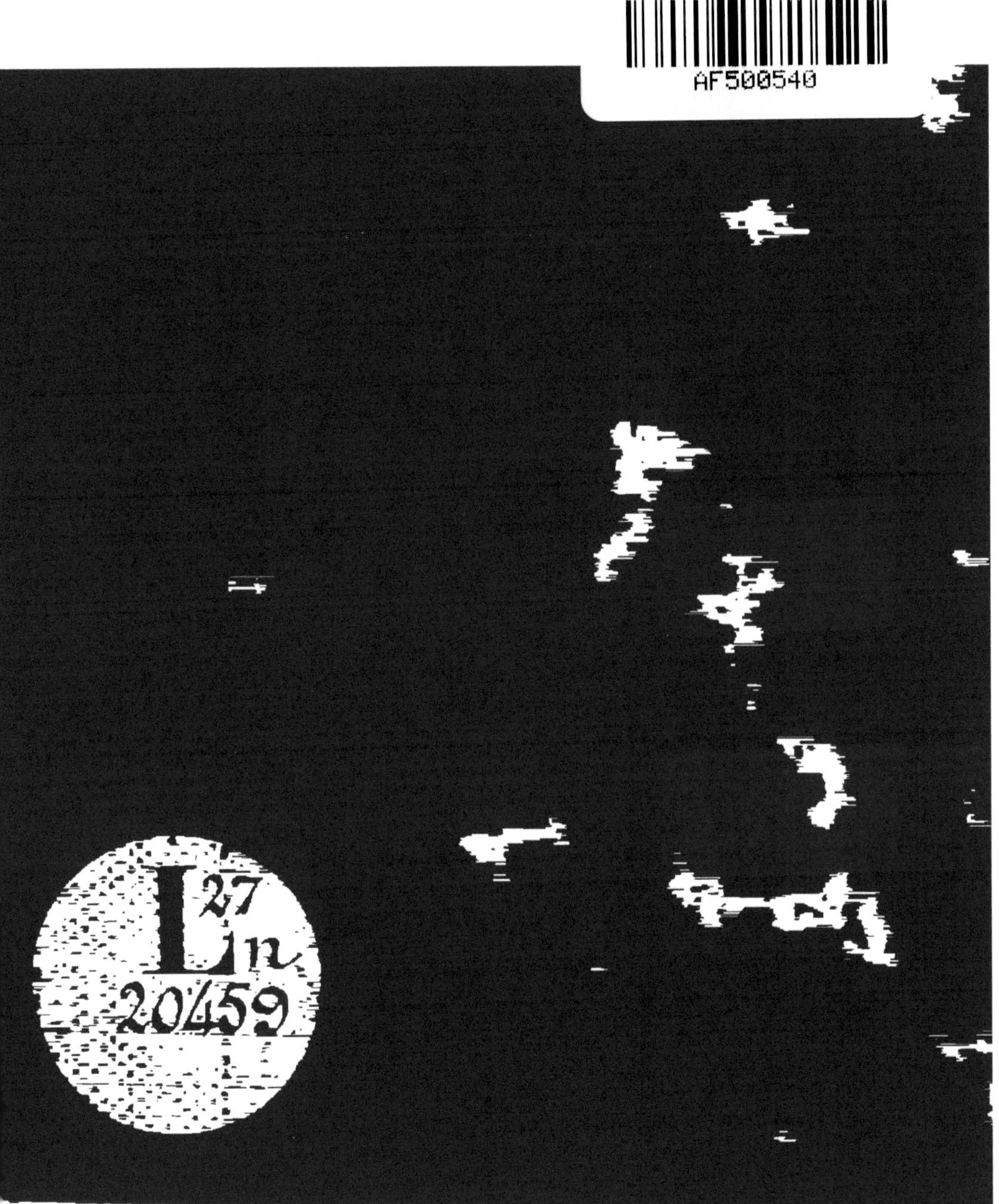
L27n
20459

NOTICE HISTORIQUE

SUR LA VIE ET LES TRAVAUX

DU DOCTEUR

VILLAR

NATURALISTE, ~~MEMBRE~~ Correspondant DE L'INSTITUT;

PAR

Victor BALLY,

DE L'ACADÉMIE IMPÉRIALE DE MÉDECINE, VICE-PRÉSIDENT DU CONGRÈS.

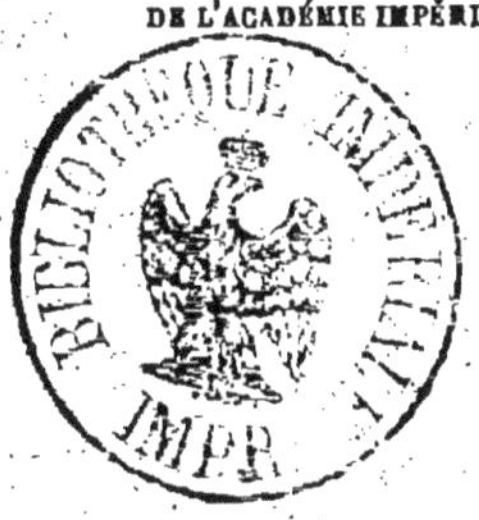

Ceux qui travaillent aux progrès de la raison sont les élus de Dieu.
Prov. arabe.

GRENOBLE,

IMPRIMERIE MAISONVILLE, RUE DU QUAI, 8, MAISON CROZET.

1858.

NOTICE HISTORIQUE

SUR LA VIE ET LES TRAVAUX

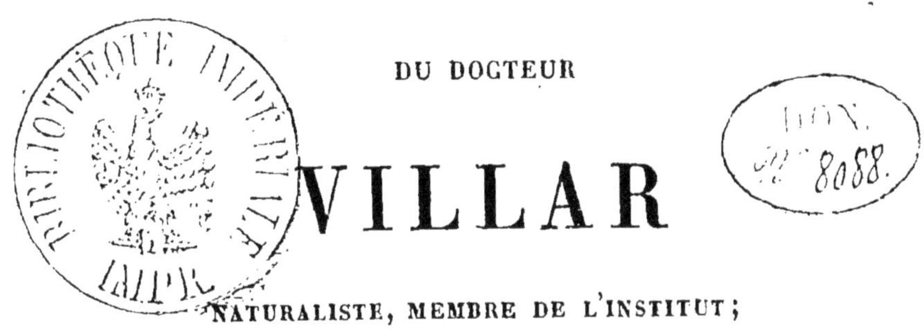

DU DOCTEUR

VILLAR

NATURALISTE, MEMBRE DE L'INSTITUT;

PAR

VICTOR BALLY,

DE L'ACADÉMIE IMPÉRIALE DE MÉDECINE, VICE-PRÉSIDENT DU CONGRÈS.

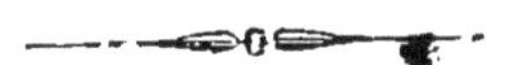

> Ceux qui travaillent aux progrès de la raison sont les élus de Dieu.
>
> Prov. arabe.

Les congrès scientifiques, accueillis dans les cités où les sciences et les lettres sont en honneur, ne se vouent pas seulement à la recherche des monuments, des inscriptions, des travaux littéraires et de tout ce qui peut intéresser le progrès; ils ont aussi pour mission, et ils considèrent comme un devoir religieux d'exhumer et de mettre en relief les œuvres de ceux qui ne sont plus, et qui ont consacré leur vie à servir l'humanité, de ces hommes trop tôt oubliés, bien qu'ils aient honoré leur pays autant par leur génie que par leurs vertus.

Jaloux de continuer sa marche glorieuse et souverainement utile, le congrès aspirait depuis longtemps à l'honneur de siéger dans Grenoble, ville hospitalière, riche de ses illustrations, et que nous nous plaisons à nommer l'Athènes des Alpes.

Naguère, j'ai employé tout ce que j'avais de voix pour signaler les capacités médicales des villes où il m'a été donné de prendre part à nos travaux : cette voix est sur le point de s'éteindre; mais, au nom de Grenoble, ville de ma prédilection, ville où j'ai puisé les premiers éléments de mon éducation, j'ai senti mon cœur palpiter, ma vieille énergie se réveiller; et j'ai compris que l'honneur me faisait un devoir de venir ici témoigner ma reconnaissance de tous les biens que j'ai reçus.

Je conçus d'abord le projet ambitieux d'esquisser la vie de plusieurs notabilités ; mais l'effroi s'empara bientôt de moi-même, tant le sujet me parut colossal, et j'arrêtai ma pensée à deux grandes figures, Antoine Français, de Beaurepaire, dit de Nantes, administrateur de premier ordre, dont les productions littéraires sont empreintes d'une originalité rabelaisienne si piquante; et le botaniste Villar, qui, sorti des mains de la nature et instruit par elle, conserva toujours, dans ses mœurs comme dans ses œuvres, la simplicité, le naturel et le bon goût. C'est de ce dernier que je me propose de tracer la notice biographique, me réservant de parler du premier à une autre époque.

I.

Villar (Dominique), naquit au Villar, hameau du Noyer, entre Saint-Bonnet et Lesdiguières (Hautes-Alpes), le 14 novembre 1745. Son père, secrétaire greffier de la commune, possédait un petit domaine d'une valeur de quinze mille francs, dont le revenu principal consistait, comme dans toutes les montagnes où les céréales sont rares et maigres, en herbages où il envoyait paître son troupeau. Les fonctions qu'il exerçait prouvent qu'il n'était pas sans mérite; aussi essaya-t-il de bonne heure de s'occuper de l'éducation de ce fils, qui, néanmoins, ne put commencer à lire qu'à l'âge de sept ans, tant il était dominé par le besoin impérieux de parcourir les champs et les monts. Cependant, dès qu'il eut franchi les premières difficultés, ses progrès furent si rapides, qu'à l'âge de huit ans il se rappelait l'orthographe des noms les plus difficiles et les plus longs.

Ici s'explique pourquoi on a dit et répété sans cesse qu'il avait été berger de profession. Il courait, en effet, fréquemment après le troupeau, faisant ainsi ce que dans les villes on appelle *école buissonnière;* et, dans ses courses, il s'amusait à cueillir des fleurs qu'il rapportait d'abord sans but comme sans motif. Lui-même a eu soin d'expliquer cet entraînement par ces mots : *Un amusement innocent dirigea mes pas vers l'étude de la botanique.*

Bientôt, en effet, il voulut en apprendre les noms, sa curiosité étant stimulée par la rencontre des herboristes qui venaient chercher des fleurs, soit pour la composition du thé des montagnes, soit pour les pharmacies, et, comme il connaissait tous les passages, tous les détours, il s'offrait de les accompagner. Telle fut l'origine routinière de ce grand savoir que les livres et les méditations devaient un jour purifier et perfectionner.

A l'âge de onze ans, les éléments de géométrie lui étaient familiers, et ce fut vers ce temps qu'il rencontra un géomètre qui mesurait la hauteur d'un roc inaccessible. Dès ce jour, cet esprit, avide de tout, se mit à arpenter le sol partout où il rencontrait une difficulté.

« Un arpenteur avec sa planchette ayant mesuré des distances inaccessibles au moyen d'une base et de triangles, je me fis un tableau si brillant, si sublime, de la géométrie et surtout de la trigonométrie, qu'il m'est impossible de peindre cet enthousiasme : il tenait du délire, il touchait à la folie. Mon père alors jugea mon caractère ; mais sa petite fortune ne lui permit pas de me placer à Grenoble, ainsi que je le désirais, offrant de ne manger que du pain et de ne faire aucune dépense. »

Avec quelques moyens pécuniaires de plus, son père étouffait le botaniste et donnait à la France un Pascal ou un Lagrange, un Laplace ou un Arago.

A quatorze ans, il eut le malheur de le perdre ; ce fut alors que sa mère, occupée des moyens de rompre les inclinations excentriques de l'enfant, l'envoya chez un procureur à Gap, pour y apprendre, disait-elle, un peu les affaires et à défendre le médiocre patrimoine dont il venait d'hériter. Que l'on se figure cet esprit remuant, mobile, cet enfant de l'éther et des montagnes, enseveli désormais dans une cellule étroite, au milieu des dossiers poudreux, et que l'on se dise s'il pouvait être possible de dompter par les contrastes une vocation imprimée par les forces vives de la nature : mais tel est l'empire des circonstances, que ce fut là que se révéla un autre penchant, celui de la médecine. Il rencontra dans sa pension un cours de médecine in-4°, par Guiou-Dolois, ou Miroir de la beauté et de la santé, édité par Meyssonnier, qui y avait ajouté 300 figures de plantes tirées de Mathiole ; Villar en fit son *vade mecum*, et plus tard, il a dit de Meyssonnier que c'était un homme vain et rempli de lui-même.

L'ennui et le dégoût ne tardèrent pas à s'emparer de lui; il ne pouvait plus copier les exploits. Alors sa mère le mit chez le curé Arnaud, où il apprit un peu de latin et à lire le grec, pendant dix-huit mois. Le vénérable ecclésiastique ne tarda pas à informer sa mère que rien ne pouvait le distraire de l'amour des fleurs, de la fureur de l'arpêntage et de son goût pour la médecine. Tout à coup elle prend la résolution de le marier, bien qu'il n'eût que seize ans et demi, espérant par là l'attacher au foyer domestique, et le détourner de ses penchants *qui ne le mèneraient à rien moins qu'à perdre son âme*. Et cependant ce fils était respectueux, docile, religieux, il avait a foi de sa mère; mais il lui semblait qu'adorer Dieu dans ses créations, c'était encore rendre hommage au Créateur de toutes choses.

L'alliance ne l'arracha à aucun de ses nobles penchants, et il sut concilier ses devoirs comme époux avec son amour instinctif pour les sciences. Il cherchait donc des fleurs, celles surtout qui figuraient dans le Mathiole, et il acquit, par la supériorité de son intelligence, une telle justesse qu'il est parvenu à dessiner parfaitement les deux cents et quelques figures qui sont gravées dans ses ouvrages et d'un fini irréprochable. Nous ferons le même éloge de la représentation des nombreux insectes microscopiques que l'on admire dans ses cahiers tant imprimés que manuscrits.

L'habitude de crayonner des figures contenues dans son livre à recettes augmenta singulièrement son goût pour la médecine; l'un était la conséquence de l'autre. Depuis longtemps cette imagination si propre à tout saisir avait été frappée par une de ces renommées phénoménales que l'on rencontre dans les champs et souvent dans les villes, où des jongleurs se posent audacieusement comme guérissant tout, asseyant ainsi leur fortune sur la crédulité publique. Antoine Gentillon-Médaille était un type de ce genre; médicastre ignorant, mais d'une assurance effrontée, il résumait en lui tous les titres propres à imposer à la multitude, et il régnait, sans conteste comme sans partage, aux environs de Saint-Bonnet et du château de l'ancien connétable de Lesdiguières. Son savoir émanait également d'un Mathiole où il puisait ses recettes pour la composition des tisanes, des médecines et des emplâtres. Il affectait aussi les apparences de la piété, en même temps qu'il croyait ou feignait de croire aux propriétés magiques du *Rhapontié*, du *Sferra Cavallo*, de l'*Orcanette* et à l'attouchement du *Nappel*.

Ainsi, dès l'âge de 12 ans, passionné pour les plantes, livré aux réflexions de la solitude et de la sauvagerie, fasciné par les miracles médicaux attribués à l'esculape *Médaille*, Villar se livrait sans lutte intérieure à ses instincts, à ses goûts, et lorsque sa mère voulut plus tard opposer une digue à ses emportements scientifiques, les empreintes étaient trop profondes.

Telles furent ses tendances qu'une alliance prématurée ne put rompre. Sa jeune épouse, simple comme la nature, heureuse et fière d'une supériorité qu'elle ne tarda pas à apprécier, sut trouver dans la pureté de son âme et la nature de son vertueux caractère l'art de veiller au bonheur domestique sans contrarier ses goûts. De cette alliance naquirent quatre enfants, dont un mourut de bonne heure. Le fils qui lui resta est mort, cette année, 1857, après une longue et honorable carrière dans les hôpitaux militaires. Des deux filles l'une vit encore, madame Faure, femme accomplie et qui a le bonheur de posséder quatre enfants, qui la chérissent, la respectent, l'honorent. Elle en est fière, à bon droit, comme Cornélie l'était des siens. L'un de ses fils est dans la finance où il se distingue par une capacité et une vertu héréditaires; l'autre est médecin en chef de l'hôpital des Invalides, poste éminent où l'on ne s'élève qu'après de longs et loyaux services. Le docteur Faure est sous le rapport physique le portrait vivant de son aïeul, et le buste de celui-ci placé dans la bibliothèque, à côté de ceux des Mably, des Condillac, des Barnave, pourrait être pris pour le buste de celui-là. La ressemblance de l'autre frère est également frappante.

II.

Au sein du bonheur domestique, la nature mobile de Villar l'agitait sans cesse. Comme l'aigle, il avait besoin d'air, d'espace, de liberté. Il fit donc, à dix-neuf ans, une espèce d'association avec deux libraires-colporteurs, avec qui, pendant six mois, il parcourut le Lyonnais, la Bresse, la Bourgogne et la Champagne, Après six mois de voyage, il s'en sépara, et ses honnêtes associés lui rendirent sa mise de fonds de 300 fr., et ajoutèrent quelques livres de médecine comme indemnité.

Il avait vingt et un ans, lorsqu'en 1766 il eut une de ces bonnes fortunes qui influent sur l'existence. Le curé Chaix vint aux Noyers faire quelques prédications, et notre néophyte, qui n'était encore qu'un routinier de grande mémoire, trouva dans ce vénérable ecclésiastique un savant qui avait su allier la théorie à la pratique. Chaix avait trop de perspicacité pour ne pas deviner l'avenir d'un jeune homme qui accourut à lui avec tant d'empressement, et celui-ci s'attacha à l'excellent curé par des liens que la mort seule put détruire. Ce que l'on qualifie du nom de hasard prête singulièrement aux destinées des hommes. Pendant que l'abbé Chaix était vicaire à Gap, il allait fréquemment officier au couvent de la Charité des filles, où la supérieure, Mme Golvin, cultivait avec soin des plantes médicinales. La vue journalière de ce petit jardin lui révéla sa vocation, et il se procura des livres, entre autres un Linné. Devenu curé de Baux, son zèle pour les collections, loin de se démentir, ne fit que s'accroître, secondé par un laborieux et ardent jeune homme, car il herborisa désormais avec lui, et il parvint à composer un herbier qui contient plus de trois mille espèces presque toutes indigènes. Par le fait de circonstances qui me sont inconnues, l'administration des Hautes-Alpes n'a pu acquérir cette riche collection pour sa bibliothèque. L'herbier est à Toulouse, où le successeur de M. Moquin-Tandon, M. Timbal-Lagrave, a donné, en 1856, des observations critiques et synonymiques sur cette curieuse collection.

Vers l'âge précité, c'est-à-dire de vingt-un à vingt-cinq ans, les deux amis parcoururent ensemble le Gapençais, l'Embrunais, le Briançonnais et diverses autres parties des Alpes. Ce fut là sa meilleure école. Ce que Villar a écrit sur l'excellentcuré tendrait à persuader qu'il lui devait tout ce qu'il avait appris, tant l'amitié et la gratitude avaient d'empire sur cette âme d'élite. La mort de Chaix, arrivée en 1798, put seule interrompre une intimité qui avait duré trente-deux ans. Villar avait trouvé près du presbytère de Baux une espèce nouvelle de *Verbascum*, à laquelle il donna l'épithète de *Chaixi*.

Enfin l'âge de vingt-cinq ans arriva, époque de la majorité que l'on attendait pour le faire élire consul, charge qu'il abhorrait, parce qu'il était convaincu que les affaires publiques avaient abrégé les jours de son père. Jusque-là sa vie avait été une vie d'obéissance, de contrainte et d'abnégation, et, cependant, il sentait la nécessité de prendre un parti, celui qui flattait sa passion pour le soulagement des malades. Il lui semblait toujours que ce devait être là le but, le terme de ses études; et il croyait, à cet égard, son éducation avancée, parce que dans ces temps on attribuait, sur tradition ou sur parole, des propriétés médicinales à toutes les plantes qu'il connaissait.

III.

Armé de son *Traité de la beauté et de la santé du corps*, dont nous avons parlé, fasciné par la renommée toujours croissante du médicastre, électrisé par le Linné du curé Chaix, il se hâta de mettre son émancipation à profit, et il partit pour Grenoble dans le dessein *fort modeste d'y séjourner six mois* pour apprendre à saigner et *un peu de chirurgie*. Puis il serait retourné dans sa famille et au milieu de cette luxuriante végétation qui le captivait tant. Mais c'était là que la providence l'attendait pour lui faire accomplir sa destinée.

La province de Dauphiné, composée alors de trois de nos départements (Isère, Drôme, Hautes-Alpes), était gouvernée par un de ces hommes rares, qui semblent nés pour le bonheur de ceux qu'ils administrent; de ces hommes à vues grandes et généreuses, qui comprennent combien les sciences répandent de charmes dans la société et à quel degré de grandeur elles peuvent élever un peuple. Cet intendant était M. Pajot de Marcheval qui, sous le point de vue des idées philanthropiques, peut être comparé à l'illustre Turgot, alors gouverneur du Limousin.

La renommée avait devancé le jeune paysan ; l'intendant voulut le voir : « Je me présentai à lui, nous apprend-il ; il me prit des mains de la nature : l'écorce qui recouvre ses ébauches ne le rebuta point ; il me trouva quelques dispositions ; il me transporta dans un monde nouveau pour moi ; il m'offrit des occasions de m'instruire : il accompagna ce bienfait de tant de douceur et de générosité que j'oubliai jusqu'à l'insuffisance d'une première éducation pour me livrer tout entier à des goûts qu'il daigna approuver. »

M. de Marcheval fit apporter des gravures et un herbier, qu'il présenta à notre montagnard qui détermina sur-le-champ toutes les plantes conservées, d'après Tournefort et le système de Linné. Là, était présent un magistrat de haute renommée, et que Voltaire, dans sa correspondance, traite d'une manière si élogieuse, l'avocat général Servan. Après maintes interrogations, notamment sur la géométrie, Servan dit au jeune Villar : *Tu es trop vif pour un médecin, tu ferais mieux de te faire poète.*

Il y avait peu de générosité dans cette décourageante apostrophe, et évidemment M. l'avocat général obéissait plus à sa tendance épigrammatique et à son esprit mordant qu'à un sentiment d'élévation, de magnanimité, sentiment dont le Mécène était heureusement doué au suprême degré. Il lui dit, en effet, quand M. Servan fut parti. « Pourquoi n'as-tu pas répondu à la dernière observation de M. l'avocat général. » — « C'est parce que j'ai cru que c'était un médecin ; si j'avais su ce qu'il était, je lui aurais répondu que la médecine est le plus beau des arts, puisqu'elle est destinée au soulagement de l'humanité. » Satisfait de toutes ses réponses, l'intendant général ne se contenta pas de simples encouragements ; il lui accorda une pension de 500 fr. qui lui permit de rester trois ans dans l'hôpital, laissant jouir pleinement sa famille de tout le revenu du domaine où elle résidait.

Pendant tout ce temps aussi, les herborisations dans les montagnes étaient associées aux études médicales.

En 1774, il avait vingt-neuf ans, lorsqu'il entreprit un voyage vers nos contrées méridionales, dans le dessein bien avoué de voir la végétation des pays chauds et de la comparer avec celle des sommets alpins. Ce fut là qu'il fit la connaissance d'Adolphe Murray, disciple chéri de Linné, qui conçut de l'amitié pour lui, et, par de bons conseils, donna une nouvelle impulsion à ses travaux. Tant que M. Pajot de Marcheval administra la province, il lui conserva son estime et son appui, et il accepta avec avidité la proposition de créer un jardin-école, indispensable à une ville où les sciences furent toujours en honneur. Villar en fut le directeur, et, dès ce moment, il professa la botanique; il avait 33 ans, et sa renommée était déjà grande.

Le généreux administrateur, homme de progrès et de lumière, voulut aussi savoir quelle était sa province sous le point de vue des couches minéralogiques et géologiques. Buffon venait, avec la magnificence de son style, de sonder les profondeurs du globe. Ce fut une brillante époque où tous les esprits étaient émus, électrisés, et où chacun créait son système ou son hypothèse. Guettard, membre de l'académie des sciences, s'était déjà illustré par des travaux d'histoire naturelle, et Faujas Saint-Fond avait fait quelques publications curieuses. En 1747,

Guettard avait fait imprimer un catalogue raisonné des plantes des environs d'Etampes, 2 volumes avec des divisions, fondées sur la présence ou l'absence des poils, leur position, etc.

Mais ce qui avait grandi sa renommée, c'était le voyage d'Auvergne, où son génie lui avait révélé le mode de formation des volcans. M. de Marcheval désira associer ces deux hommes célèbres à Villar, et cette trinité explora scrupuleusement le Dauphiné et la Provence, de 1775 à 1776.

Faujas Saint-Fond raconta à sa manière des faits curieux, d'abord contestés, mais que la science moderne a reconnus vrais; cependant il en est qui sont restés douteux, tel est celui de la présence des bélemnites, que notre savant collègue, M. Lory, dans une récente exploration, n'a point rencontrées dans la roche des grottes de Sassenage. Je les ai moi-même traversées complétement en 1846, et je n'y ai point vu les bélemnites, mais on est si difficilement éclairé dans ce dédale qui n'est pas parcouru sans danger, qu'il est bien possible qu'elles échappent à l'observation. Vers la même époque et sur la même roche, j'en vis un fort grand nombre en montant de la Motte-les-Bains au Molard; elles étaient si petites, que, si elles n'avaient pas été à ciel ouvert, elles n'auraient pas été aperçues. On les appelle clous dans les Alpes.

Dès 1751, Guettard, en parcourant l'Auvergne avec Malesherbes, avait déjà bouleversé la plupart des idées reçues, lorsqu'il révéla les déchirements d'où étaient sorties les roches volcaniques et cette grande fabrique de laves à tuyaux d'orgues. Homme sérieux, il vit dans les Alpes ce que son génie lui avait révélé dans l'Auvergne:

le feu central avait bouleversé les couches terrestres, renversé quelques-unes, soulevé d'autres jusqu'aux nues ; mais il n'y trouva nulle trace de volcan éteint, opinion déjà défendue avant son arrivée, par Villar, en 1783. Guettard fut donc un des pères de cette géologie qui, de nos jours, atteint un si haut degré de perfection, entre les mains d'hommes éminents, dont quelques-uns font la gloire de notre pays et l'ornement du Congrès. En suivant, en effet, la progression des idées, on voit que Guettard inspira Desmarets, et que l'un et l'autre inspirèrent Dolomieu, dont les vues convertirent de Buck.

Villar passa l'année 1777 à Paris pour y suivre des cours de médecine. En même temps, il parcourait les bibliothèques qui renfermaient les livres rares d'histoire naturelle, il fouillait les herbiers, se présentait aux illustrations du jardin des plantes dont il se loue ; enfin, il alla à Valence pour prendre le grade de docteur, en 1778, et revint à Grenoble où il trouva son protecteur toujours favorablement disposé.

Cependant, M. de Marcheval, que j'éprouve tant de satisfaction à louer dans cette savante réunion, voyait avec douleur que les populations des montagnes manquaient de secours médicaux, surtout contre les accidents. Alors il conçut l'heureuse idée de fonder une école dans l'hôpital confié aux pères de la charité. En même temps qu'il désignait Villar comme professeur de botanique et de matière médicale, douze élèves furent attachés comme boursiers à cet établissement. Les gouvernements modernes ont jugé utile de maintenir ce genre d'institution en lui donnant le titre d'école préparatoire et de plus grandes attributions. Celle de Grenoble est confiée à l'habile direction du docteur Silvy, chirurgien en chef de l'hôpital.

Quel est donc, Messieurs, ce magistrat qui, revêtu d'un pouvoir presque absolu, n'en fait usage que pour protéger la faiblesse, encourager le talent, fonder des établissements de charité, tracer des routes, agrandir les voies publiques, améliorer le sort de ses administrés? quel est le génie providentiel qui a su deviner la valeur d'une haute intelligence sous l'écorce d'un simple paysan? qui l'a soutenu avoc une longanimité rare, inouie? Quel est l'homme si bien pénétré de la maxime : *Administrer, c'est choisir!* dont le cœur et l'esprit répondent si noblement à cette pensée qui me sert d'épigraphe : *Ceux qui travaillent aux progrès de la raison sont les élus de Dieu!*

Cet homme, Messieurs, fut l'intendant Pajot de Marcheval, à qui Vienne a déjà décerné les honneurs d'une inscription; et, en venant dans cette enceinte exprimer le vœu que son nom soit gravé sur le monument qui décore le jardin des plantes, serai-je moins bien accueilli qu'à Arras, lorsque je communiquai au Congrès le projet d'une fondation colossale en faveur de ceux qui professent l'art de guérir et qui tombent dans l'infortune? Déjà, la ville, si dignement administrée, a inscrit le nom de Villar sur les angles de la magnifique rue qui conduit au jardin. Si elle accepte notre vœu, elle aura associé le nom du protecteur au nom du protégé; elle aura montré une fois de plus combien les Grenoblois, si généreux, si éclairés, attachent de prix à prouver que, chez eux, la reconnaissance n'est pas seulement la mémoire du cœur, mais qu'elle est encore la mémoire de l'équité (1).

(1) A peine ce vœu eut-il été exprimé, que M. Crozet, maire de la ville, s'empressa de dédier à l'ancien intendant l'une des rues qui avoisinent le jardin. Cette délicate condescendance pour

Villar avait atteint sa trente-troisième année, lorsque, en 1779, il fit paraître le prospectus de l'*histoire des plantes du Dauphiné;* trois volumes grand in-8° avec les planches déjà signalées, parurent successivement de 1786 à 1788.

Bien des systèmes de classification étaient alors en présence, et Mouton Fontenille de Lyon en a signalé plus de cinquante. Mais ces arrangements méthodiques, indispensables pour aider la mémoire, étaient dominés par trois principaux, ceux de Tournefort, de Linné, de De Jussieu.

Tournefort, né à Aix en 1656, avait fondé sa classification sur la présence ou l'absence de la corolle, sa régularité, le nombre des pétales, et sur la distinction en plantes herbacées et en arbres; elle sert pour ainsi dire d'introduction aux autres; elle avait elle-même été puisée dans les inspirations et les œuvres de Cœsalpin.

Le système de Linné, qui s'appuie sur la présence ou l'absence des étamines et des pistils, leur situation, leur figure, leur nombre et leurs proportions, eut un immense retentissement et un retentissement mérité.

Laurent de Jussieu avait fait, pour sa méthode, ce que Tournefort avait fait pour les genres, et Linné pour les espèces, en la circonscrivant avec une habileté inouie dans un cadre naturel, au moyen des cotylédons, de la corolle, de l'insertion des étamines et des pistils; après avoir évalué ces caractères, vraiment essentiels puisqu'ils embrassent l'origine, la germination, la floraison, la fructification, le cercle entier de la végétation ou l'état

le Congrès fait le plus grand honneur à ce magistrat, aussi distingué par ses lumières que par ses éminentes qualités.

parfait de la plante, il a mis à contribution la corolle, les parties sexuelles, leur insertion et leur situation; il a évalué chaque caractère, il a soumis la méthode arbitraire à la méthode naturelle, et, lorsque des plantes ne pouvaient entrer dans ses classes ou familles, il les a rangées dans le système de Linné en attendant que de nouvelles observations vinssent permettre de les intercaler parmi les familles bien reconnues (1).

Lors de la publication du prospectus de l'histoire des plantes du Dauphiné, Linné venait de mourir (1778). Mais l'originalité, le piquant, la simplicité même de l'ingénieux système sexuel, avaient éveillé un enthousiasme universel, subjugué tous les esprits. C'était le beau temps de la botanique, temps où chacun se faisait un mérite d'étudier les productions de la nature, et où de nombreux disciples sortis de l'école d'Upsal allaient de toute part braver les éléments, les climats, la barbarie des peuples sauvages ou les précipices des montagnes abruptes, pour la gloire d'ajouter une plante aux *genera* ou aux *species;* les savants, les lettrés, les prosateurs et les poètes, hommes et femmes, tous voulaient brûler quelques grains d'encens à la déesse des fleurs.

J.-J. Rousseau, cédant à l'entraînement général, se transforma en apôtre de Flore; il fit plusieurs voyages à Grenoble; il se lia avec le jardinier Liotard qui lui inspira tant de confiance qu'il lui laissait la clef de sa chambre lorsqu'il allait herboriser dans les montagnes voisines. Il établit aussi une correspondance avec le docteur Clapier, médecin fort instruit, dont la famille conserve encore un certain nombre de lettres. Mais, malgré mes recherches, je

(1) Catalogue méthodique du jardin des plantes.

n'ai trouvé aucune trace de relation entre Jean-Jacques et Villar qui, à la vérité, n'avait que 21 ans lors du premier voyage de Rousseau vers Grenoble.

Rousseau était rarement bienveillant pour ses hôtes. Il raconte que, se promenant avec l'avocat Bovier, il se mit à manger les baies de ce qu'il appelle une espèce de saule, et qu'un ami de M. Bovier survenant, s'écria : Que faites-vous là, monsieur? ces baies sont un poison ! Je regardai le sieur Bovier et je lui dis : Pourquoi ne m'avertissiez-vous pas? — Je n'osais prendre cette liberté, me répond-il d'un ton respectueux. Je me mis à rire de cette *humilité dauphinoise*. M. l'avocat général Servan, dans ses réflexions sur les Confessions de J.-J. Rousseau, reproche vivement à Jean-Jacques cette accusation qu'il juge très-sévèrement. Cet arbrisseau est l'*Hippophae rhamnoïdes*, famille des *éléagnées*, plante dioique, à *baies innocentes*, d'un effet charmant en automne, et qui décore les rives du Drac. Du temps de Daléchamp en 1550, les cultivateurs s'en servaient, à la place de verjus, pour assaisonner leurs aliments. Au reste, Rousseau passa une excellente nuit malgré sa peur, bien qu'il en eût mangé une assez grande quantité.

IV.

Avant de faire connaître l'œuvre principale qui rendit européenne la renommée de Villar, j'ai dû exposer sommairement les opinions qui dominaient à l'époque où il se proposait de livrer son grand ouvrage au public. Il importait surtout de donner un aperçu des systèmes qui constituaient le code des botanistes, parce qu'il a dû emprunter nécessairement à chacun de ses devanciers. Il a dit : Notre classification des plantes ne portera que sur *le nombre, l'insertion, la réunion ou l'absence des étamines*. Toute autre considération relative à cette même réunion, à la présence, l'absence, l'éloignement du pistil, et même la proportion respective des étamines, d'où naissent les difficultés du système sexuel, ont été négligées. Voilà qui est d'*une simplicité remarquable ; comptez les étamines et le chiffre vous conduit sur-le-champ à l'une des treize classes admises par l'auteur !*

Les familles naturelles seront établies sur la forme du germe et des cotylédons; sur la racine, sur les feuilles; leur insertion, leur nervure, leurs glandes, leurs poils; sur la figure et la disposition des rameaux; sur les parties de la fructification, le calice, les pétales, les loges, le fruit et les graines.

Appuyé sur ces données et surtout sur l'exclusion des organes femelles, il détruit tout d'un coup l'une des bases les plus essentielles du système sexuel dont il supprime onze classes.

Il fallait être doué d'un ferme courage et pénétré d'une consciencieuse conviction, pour porter ainsi une main hardie sur l'arche devenue le point de ralliement, et substituer ainsi brusquement une classification nouvelle à celle de Linné qui subjugua les esprits, et à celle de De Jussieu qui comptait déjà bon nombre de partisans. A l'un et à l'autre système, il oppose cette raison dominante, que la Flore des Alpes n'aurait pu suffire pour remplir le cadre de chacun d'eux. Nous avons regretté la suppression de la dioécie (deux maisons) où les fleurs mâles et les fleurs femelles sont séparées sur des sujets différents : ainsi, les saules, le chanvre, le houblon, le phœnix dactylifera, l'agrostéma, etc. Cette ingénieuse distinction n'est pas simplement un jeu de l'imagination, elle est d'utilité pratique surtout en agronomie. Les Arabes, dont la datte constitue l'une des principales nourritures, savent mettre en contact les rameaux du phœnix mâle avec les rameaux du phœnix femelle, lorsqu'en raison de l'éloignement celui-ci ne pourrait être fécondé. On a grand soin parmi nous de ne pas arracher le chanvre mâle avant la maturité complète, lorsqu'on veut obtenir de bonnes graines.

Dès que le premier volume eut paru, il fut soumis à l'appréciation de l'Académie impériale de médecine qui avait alors pour secrétaire perpétuel Vicq-d'Azyr. Les commissaires furent Geoffroy, Jussieu, Teissier. Le rapport, assez laudatif, était néanmoins suivi d'observations critiques, dont voici les principales :

1° Il a réduit et non perfectionné le système de Linné.

2° Le nombre des étamines n'étant pas uniforme dans beaucoup de familles, elles ne peuvent rester indivises qu'au moyen d'exceptions multiples.

3° S'il a eu raison de supprimer des classes, il n'en est pas de même de la tétradynamie, de la syngénésie, et des trois classes fondées sur la réunion des étamines.

4° Il faut qu'un système soit clair, que les classes soient bien précises, bien caractérisées, que l'ordre méthodique soit distribué d'après les caractères généraux bien choisis.

5° L'exposition des familles et de leurs vertus est quelquefois un peu vague et insuffisante.

6° Les caractères des genres sont ceux de Linné abrégés ; il a oublié de faire les changements qu'exige sa méthode; les sections ne sont pas assez caractérisées ; le rapprochement des genres, pour s'éloigner moins de la nature, est quelquefois forcé, et il a recours à des exceptions trop fréquentes.

A ces objections, dont quelques-unes nous paraissent un peu forcées, Villar répond avec sa loyauté ordinaire et en homme qui n'a rien hasardé sans de puissants motifs ; il dit : qu'au lieu d'établir ses premières divisions sur les cotylédons, sur la corolle, la position des étamines et des germes, comme Jussieu, il a préféré le nombre des étamines, nombre qui lui a paru plus uniforme et plus facile pour les commençants. Quant au système de Linné, il ne saurait être soumis à l'épreuve des plantes d'une province qui ne contient qu'environ un cinquième de celles qui composent ce système. Le fils de Linné lui-même avait déjà commencé une réforme en retranchant la polygamie, et il se proposait d'ajouter encore à cette réduction, lorsqu'une mort prématurée le ravit à la science. Beaucoup d'autres ont fait des retranchements et notamment Tanberg qui, dans sa Flore du Japon, supprima la gynandrie, la monoécie et la dioécie.

Dans la Flore du Dauphiné, la syngénésie et la tétradynamie sont conservées entières, l'une dans la cinquième, l'autre dans la sixième classe, parce que la première a constamment cinq étamines, et la seconde six. Si deux ou trois espèces en ont moins ailleurs, ces plantes n'existent pas dans les Alpes.

A la sixième objection, il répond qu'il a caractérisé les familles de manière à ne pouvoir confondre celles de la province, ni les plantes qu'elle renferme avec les familles voisines ; et sur la septième, il s'écrie : Aurais-je pu m'attendre que les genres de Linné, adoptés sans réclamation par plus de deux cents ouvrages différents, seraient trouvés défectueux dans le mien ? N'ai-je pas lieu de croire au contraire que ces genres moins nombreux, la province n'en ayant que le tiers, deviendraient plus saillants et plus faciles à distinguer, étant plus isolés?

L'objet principal de l'ouvrage de Villar est la connaissance des espèces; les classes, les genres n'étant que des connaissances préliminaires. La réalisation de cette pensée le place au premier rang, et l'auteur de la Flore française en était si convaincu que, dans sa synonymie, son nom figure constamment à côté de ceux des botanistes les plus remarquables. Le but de la science, nous ne cesserons de le répéter, n'est pas seulement la curiosité, c'est aussi l'utilité. On ferait un livre de thérapeutique excellent en rassemblant les considérations médicales qui terminent chacune de ses descriptions. Achille Richard en imitant ce grand modèle a fait un chef-d'œuvre (1).

Ailleurs, Villar s'exprime ainsi sur son principal critique : « M. Laurent de Jussieu soutient le nom et la réputation des plus grands botanistes que Linné ait trouvés en France. Il a rempli à mon égard les fonctions délicates de juge et d'ami, et j'ai eu constamment à me féliciter et de sa censure et de ses conseils. »

V.

La courte préface du 3e volume, 1789, mérite de fixer l'attention par la richesse de l'érudition et l'élévation des pensées. L'auteur fait connaître les progrès de la science depuis la mort de Linné, et notamment les découvertes d'Edwig sur la cryptogamie. Il saisit aussi l'occasion de citer quelques célébrités de l'époque, Saussure, Labillardière que Desfontaines lui avait adressé, Malesherbes,

(1) Botanique médicale.

Tissot, Tourette, Thouin, Micheli, Hoffman, Allioni, Bellardi, Mollinelli ; et il termine par ces paroles qui révèlent autant la bonté de son cœur que l'élévation de ses sentiments :

« De retour des montagnes suisses, nous parcourûmes le Valais, Martigny, Saint-Maurice, et nous allâmes visiter les édifices construits pour la recherche et l'évaporation des eaux salées d'Aigle et de Bézieux. Je savais que l'immortel Haller avait passé les dernières années de sa vie dans le gouvernement ; qu'il y avait rédigé sa grande physiologie. Les relations que j'avais eues avec ce grand homme, le plaisir de marcher dans les sentiers construits sous ses ordres pour percer les montagnes, les plantes qu'il y avait observées, tout m'inspirait un nouveau plaisir d'admiration et de reconnaissance. »

Ceux qui acquièrent des droits aux justes souvenirs de la postérité, devraient ne pas oublier qu'ils sont les dépositaires de la gloire de leurs devanciers. C'était sans doute la pensée de Villar, le juste par excellence, lorsqu'il exhumait le nom de Bérard, né à Grenoble en 1580, et décédé en 1654, l'un des botanistes les plus laborieux, et qui avait fait un herbier en sept volumes in-folio, contenant six mille plantes, acquis par la bibliothèque. Bérard peut être considéré comme un des restaurateurs de la botanique. Il avait précédé Tournefort de soixante-seize ans, puisque celui-ci était né en 1656. Bérard, dans son *Theatrum botanicum*, avait décrit l'arctium que Villar détacha de la famille des cyranocéphales ou flosculeuses, pour en faire un genre à part, auquel il donna le nom de *Berardia*, en même temps qu'il le dessina parfaitement et fit graver dans sa vingtième planche. Mais il se plaint que Lamark ait voulu lui ravir la satisfaction de conserver cette dédicace ; et cependant Jussieu reconnaît que cette plante peut et doit faire un genre particulier. Il fallait bien que ce savant eût un mérite éminent et reconnu, puisque Joncquet, Morison et Ray ont cru équitable d'ajouter son nom au *Melilotus Berardi*. On trouve aussi dans les auteurs le *Ranunculus Berardi*. L'hommage de Ray, botaniste anglais, l'homme le plus laborieux du XVIIe siècle, prouve qu'il savait rendre justice aux travaux immenses de Bérard.

La Bérardia a été conservée dans le catalogue de 1807. L'auteur dit qu'elle sert de lien entre les onopordons et les carlines. Une enveloppe de plus que les autres cyranocéphales à la semence ; son aigrette spirale, hygrométrique, persistante ; sa germination singulière, prouvent surabondamment qu'elle fait un genre distinct. Jussieu l'a reconnu, mais il a préféré lui conserver le nom d'arctium adopté par Linné pour la Bardane (1).

Ce même volume est surchargé de citations et de notes ; mais chacune d'elles est destinée à rectifier une erreur, ce qui prouve que cette immense érudition précitée n'est pas sans profit pour la science.

Ce zèle pour l'illustration dénote son esprit de justice ; mais ce qu'il a dit dans mille endroits sur Chaix, curé de Baux, atteste la bonté de son cœur. Il faut voir avec quel soin il s'en occupe dans sa notice biographique ; on dirait qu'il lui doit tout ce qu'il sait. L'intimité de ces deux hommes, si bien faits pour s'entendre, avait commencé en 1766 et dura trente-deux ans. Chaix aimait les sciences et se passionnait pour la botanique. Son herbier en six volumes in-folio renferme plus de trois mille espèces pres-

(1) Pag. 195.

que toutes indigènes; il avait été acquis par Picot de la Peyrouse, et il est aujourd'hui entre les mains de M. le professeur Timbal-Lagrave, successeur, à Toulouse, de M. l'académicien Moquin-Tandon. M. Timbal-Lagrave a publié des observations critiques et synonymiques sur l'herbier de l'abbé Chaix. Villar avait profité des différences d'une espèce de verbascum, trouvé près de Baux, pour lui donner le nom de *Verbascum Chaixi*, nom qui a été conservé. Il en existe un fort joli dessin dans sa treizième planche.

L'histoire des hommes utiles se lie souvent à des accessoires qu'il serait injuste de négliger. Ainsi il n'a pas voulu laisser dans l'oubli le jardinier Liotard qui dirigea sous ses auspices le jardin de Grenoble, et selon sa méthode.

Liotard était né à St-Egrève près de Grenoble. A dix-huit ans il entra au service militaire où il en resta quinze et assista au siége de Mahon. En 1765 il se retira chez son oncle, qui cultivait un petit jardin de plantes médicinales. Cet oncle était tournefortien exalté, et se fâchait contre ceux qui lui parlaient de Linné ou en faveur de son systême. Le neveu voyagea souvent dans les Alpes, il donna beaucoup de plantes à Rousseau pour son herbier, et conserva avec lui des relations épistolaires; il mourut le 15 août 1796, à soixante-quatre ans.

VI.

Botanicus desudabit in augendo amabilem scientiam.

Telle est l'épigraphe d'un mémoire riche d'érudition qui fut lu à l'Institut en l'an IX (1801). L'auteur, après avoir passé en revue les travaux des plus célèbres botanistes, croit le moment venu de publier un catalogue par ordre alphabétique contenant toutes les plantes connues. L'un des Bauhin avait déjà ébauché ce travail auquel il s'était livré pendant quarante ans, mais cette œuvre colossale nous paraît d'autant plus impraticable que, chaque jour, on découvre des plantes nouvelles, et qu'en outre l'intérieur de quatre des cinq parties du globe est encore mal connu.

Il y aurait peut-être moyen de faire quelque chose d'utile en imprimant ce dictionnaire à mi-marge, où les savants et les amateurs pourraient inscrire à son rang chacune des espèces nouvellement découvertes.

En 1807, deux ans après son arrivée à la chaire de Strasbourg, il fit paraître le catalogue des plantes que contenait le jardin de la Faculté, savant ouvrage qui n'est pas une simple nomenclature, mais qui peut servir de flambeau et de guide dans les herborisations.

C'est dans ce livre que se révèle de nouveau le noble caractère de Villar : directeur de l'établissement et professeur, il pouvait à son gré bouleverser l'ordre établi dans un sens tout-à-fait contraire à ses doctrines et à celles de Linné ; loin de là, il le conserve, et dans sa publication, il ne fait pas même mention de ses œuvres. Serait-ce respect religieux pour la mémoire de son prédécesseur? Serait-ce conviction de la supériorité de la méthode naturelle, alors généralement admise ? L'un et l'autre probablement. Il ajoute seulement, pour justifier cette publication, qu'il s'agit moins d'un simple catalogue que des moyens d'abréger les difficultés et d'offrir aux jeunes gens des notions sûres pour arriver, sans dégoût et sans perte de temps, à la connaissance des plantes, à celle de leurs qualités physiques et de leurs vertus médicinales.

Bien que faites avec génie, les méthodes les plus parfaites ont un côté vulnérable; celle de Villar fut battue en brèche par les partisans de la méthode naturelle, celle de Linné le fut par un grand nombre, et notamment par M. de Candolle. Ailleurs, dans un dictionnaire d'histoire naturelle, on a épuisé la série des reproches à faire au système sexuel.

Mais voyez ce qu'est la gloire du monde, ce qu'est l'instabilité des choses humaines? Ne voilà-t-il pas qu'au sein d'un aréopage qui occupe les sommités de la science, un savant professeur a dit : *La méthode naturelle s'écroule de toutes parts.*

Si le progrès veut que la méthode naturelle s'écroule, qu'allez-vous mettre à sa place? Pour qu'une nouvelle soit acceptée, il faut qu'elle s'appuie sur des bases simples, claires et précises. Si vous prenez pour point de départ l'anatomie, la physiologie, la chimie, la microscopie et tout ce que les analyses modernes offrent de plus subtil, ce sera plus savant, ce sera plus profond, mais les commençants, mais les amateurs seront rebutés au premier abord, et la science, devenue une métaphysique indéchiffrable, devra, pour les interprétations, être comme les anciens oracles, livrée aux hiérophantes. Alors vous serez forcés de faire retour au système sexuel, et, en définitive, à celui de Villar, le plus simple, le plus facile de tous.

Toutefois, avant cet écroulement, je voudrais que justice fût faite, et qu'une souscription, proposée par l'Institut ou le muséum d'histoire naturelle, permît d'élever un obélisque à cinq pans, sur chacun desquels on inscrirait le nom d'un des De Jussieu : Antoine, Bernard,

Joseph, Laurent, Adrien. Le haut du labyrinthe semble attendre ce monument.

Voyez et admirez la ville d'Etampes, déjà orgueilleuse du monument de Guettard; à peine l'illustre Geoffroy a-t-il payé son tribut à la nature, qu'elle s'empresse de lui élever une statue!

Si Villar se préoccupait de l'idée généreuse de transmettre à la postérité les noms de ceux qui avaient bien mérité de la science, il n'était pas insensible à la douce espérance d'y faire passer le sien, et il répétait souvent avec Gessner : *Cupio enim vos nomina vestra non in libris solum, sed in ipsis etiam verbis vivere.*

La dédicace, par Guelin, d'une plante sous le nom de *Villaria nymphoides*, le flattait. Peut-être eût-il vu avec moins de plaisir la translation faite par R. Brown, qui a cru devoir restituer cette plante au genre lymnanthemum, institué par Guelin lui-même, et reporter le nom de Villar à une plante de l'ordre ou famille des gentianées, la *Villaria reniformis,* de la Nouvelle-Hollande.

Nous avons vu dans les serres de Grenoble cette plante conservée religieusement par l'honorable M. Verlot, directeur du jardin; M. Verlot est bien doué du sentiment du souvenir et de l'équité. Dans son jardin sont aussi cultivés l'*Alsine* V., l'*Artemisia* V., le *Leontodon* V., le *Picris* V., l'*Erigeron* V.; j'y ai vu avec joie le *Pisum Jomard*, nom de ce courageux membre de l'institut d'Egypte qui a doté notre pays de cette papillionacée. M. Verlot a rétabli dans son catalogue le *Pedicularis giroflexa*, comme parfaitement connu par Villar. M. de Candolle l'avait nié, bien que Villar en eût donné une description parfaite, et l'eût dessiné d'une manière admirable dans la planche XXIII.

Mais un reproche plus sérieux fut fait à sa véracité, car il avait signalé dans les Alpes des plantes qui n'y existent pas: le *Telephium imperati*, l'*Oxytropis uralensis*, l'*Isatis alpina*, le *Phaca Gerardi*. La foi dans la loyauté du patriarche était si vive parmi ses admirateurs, qu'ils ne pouvaient accepter une semblable accusation. L'un deux, M. Mathonnet, employé des douanes, alla s'installer dans un châlet sur le mont Viso pour procéder minutieusement à la recherche de l'*Isatis alpina* indiqué par notre auteur sous le nom d'*Astragalus*, ainsi que l'avaient fait Haller et Linné. Ses recherches furent vaines pendant trois jours et il désespérait, lorsque le quatrième jour, il l'aperçut et poussa un cri de joie en le découvrant.

Ces élans de plaisir, ces manifestations joyeuses sont fort communes parmi les enthousiastes. Un jour Villar apercevant une plante qui croît dans les régions boréales, se précipita à genoux en s'écriant : Linné serait bien étonné s'il voyait dans les contrées méridionales ce qu'il a observé sous les zones boréales.

C'est qu'en matière de végétation les latitudes de profil égalisent les latitudes horizontales, vérité mise en évidence par le grand Humboldt, lors de ses ascensions dans les Cordilières du Chimborasso.

M. le conseiller Fauché-Prunelle, magistrat aussi éclairé que bienveillant, voulut aussi payer son tribut à la loyauté de notre naturaliste. Après des herborisations longues et multipliées, il eut la joie de trouver le *Telephium imperali*, l'*Oxytropis uralensis* et le *Phaca Gerardi*, là où Villar les avait indiqués. Depuis lors, ces plantes ont été restituées par les auteurs au rang que Villar leur avait assigné.

VII.

OEuvres de physique et de minéralogie.

Le contact avec Guettard et Faujas Saint-Fond ne pouvait manquer d'inspirer à ce génie, avide de multiplier ses connaissances, le goût de la minéralogie, ainsi que de la géologie alors à son aurore. Déjà il avait publié un mémoire pour démontrer que Lamanon, l'infortuné compagnon de l'infortuné Lapeyrouse, s'était trompé en soutenant que dans les Alpes il avait découvert des traces de volcans éteints. Lamanon, ainsi que Picot de Lapeyrouse, était né à Salon, jolie ville des Bouches-du-Rhône, et qui a produit beaucoup de célébrités. Il avait fait un livre très-curieux sur la lithogéologie de la vallée du Champsaur et la montagne de Drouvaire. (Paris, 1784.) L'auteur détruisit l'édition, à l'exception de douze exemplaires dont six ont péri avec lui dans l'expédition de Lapeyrouse; un exemplaire a été vendu plus de 1,300 fr., en 1810 (1)

En 1783, alors que le système de Werner dominait tous les esprits, la révolution qui devait substituer *Pluton* à *Neptune* n'était point accomplie, et le système de Werner que Villar adopta, avait fait invasion partout. Desmarets et Dolomieu n'avaient point fait connaître leurs soupçons sur les sources géologiques : Guettard, accompagné de Malesherbes, n'avait point encore vu la roche de Volvic; et ce ne fut qu'en 1814, que de Buck, éclairé par les géologues français, et les laves et les basaltes de l'Auvergne,

(1) M. Gariel.

abandonna et Neptune et Werner. Mais déjà Villar n'était plus.

L'année suivante, 1804, il publia un mémoire sur les bois fossiles de Mont de Lans, au niveau des neiges éternelles, et, à dater de cette époque, il ne s'occupa plus de géologie que dans des circonstances rares et à l'occasion de topographie médicale ; mais il ne voyagea jamais sans prendre la mesure des hauteurs avec son baromètre, et c'est ainsi qu'il les a toutes signalées. Il est possible que pour les grandes élévations, les calculs ne soient pas toujours faits avec une précision rigoureuse, parce qu'il opérait seul, et qu'il faut, comme l'on sait, être deux, l'un à la base, l'autre au sommet. Toutefois, les mesures suffisent parfaitement pour établir les climats de végétation.

Microscope. Il serait superflu de dire qu'il était toujours armé de sa loupe, si nous ne savions que M. le préfet Ladoucette avait désiré posséder cet instrument de tant de recherches. Il accepta aussi son grand ouvrage et celui de Guettard sur le Dauphiné. Mais les infiniment petits fixèrent aussi la curiosité de notre naturaliste, et nous possédons de lui des travaux tant imprimés que manuscrits, qui attestent la savante attention qu'il portait à tout ce qui touche à l'histoire naturelle.

Il avait pris pour épigraphe une pensée de Müller, mise en tête de ses observations microscopiques : *In re naturali, non ingenio, sed observatione vivitur; cœtera mortis erunt.* Le microscope de Lionnet lui parut fort imparfait, et il y ajouta des pivots, des vis de rappel et des tuyaux, et ses additions furent si heureuses, qu'il put arriver à un grossissement de deux cent cinquante volumes. S'il paraissait surprenant qu'il fût aussi mécanicien, nous dirions que son père, grand chasseur, avait acquis une habileté telle, qu'au canon près, il faisait en sa présence tout ce qui concernait ses fusils.

Quant à l'art de dessiner qu'il avait appris sans aucun maître, nous avons vu qu'il l'appliqua aux plantes avec une perfection rare; mais nous trouvons ici le même talent dans le dessin des insectes avec le grossissement obtenu. Cette remarque s'applique autant aux œuvres imprimées qu'aux manuscrits.

La physiologie lui doit bien quelques observations importantes, que d'autres ont pu s'approprier sans rendre à César ce qui appartient à César : « Les observations « microscopiques sont le complément des sciences natu« relles. J'ai suivi de très-près l'organisation intime des « plantes et celle des animaux les plus simples. Leur « examen m'a conduit à celui des globules du sang, à la « formation de la fibrine qui n'était connue jusqu'ici que « sous le nom de membrane de Ruish. J'ai examiné la « circulation de plusieurs têtards, qui avaient trois lignes « de long et deux de large, non compris la queue. Celle« ci, en forme de rame, est mince et s'aplatit sur le « verre. C'est sur la membrane latérale, qui est transpa« rente, que l'on voit circuler le sang en globules isolés. « Les globules sont pâles, un peu ovales, moins gros que « dans la patte des grenouilles, *mais plus gros du dou« ble que les globules du sang humain.* » Il eut la patience de calculer le nombre des globules contenus dans l'espace du pouce. Il a vu que dans le diamètre d'une ligne il y en a 650, dont le multiple par 12 serait 7,800.

A partir de Villar, il y eut un long intervalle pendant lequel le microscope fut négligé, sous le point de vue physiologique et pathologique.

Je regrette de ne pouvoir, dans la limite que je me suis

imposée, suivre notre naturaliste dans les recherches curieuses qu'il a faites sur les infiniment petits et sur le passage de la vie végétale à la vie animale. Je ne transcrirai que quelques fragments de l'autographe de 1802, page 88, où il cite ses expériences sur l'eau verte. Elle fourmillait de globules *verts*, ovales, animés d'un mouvement volontaire en tout sens. D'autres, blancs, plus gros, couraient avec une très-grande rapidité; et à la page 85, il a dit : « J'ai cru apercevoir les premiers rudimens de la végétation et de l'animalisation, mais en plus petit nombre. Enfin, j'en ai vu deux très-gros, dentés à plusieurs rayons comme une roue d'engrenage, qui, au lieu de *courir*, ne faisaient que *tourner*. »

Il est le premier qui ait observé et cité le phénomène suivant que l'on fait revivre aujourd'hui dans les recherches sur les algues. « Ayant placé un verre d'eau verte près de la fenêtre, la matière verte, c'est-à-dire les *animalcules* gravés et peints par Ingenhouss, se sont portés en foule du côté de la lumière. J'ai tourné le verre en sens contraire, et quoique je n'aie pu voir ces animalcules changer de place, toute la matière verte, tant du fond que de la surface, s'était de nouveau portée du côté du jour en moins de quatre minutes. J'ai répété le même jeu; les animalcules se sont prêtés aux mêmes changements quatre fois dans le même jour. Les animalcules changeaient de couleur les jours suivants, ralentissaient les mouvements et périssaient peu à peu. » A la page 84 du mémoire imprimé sur la topographie et l'histoire naturelle, se trouvent les mêmes observations, suivies d'une planche très-curieuse sur les infusoires.

VIII.

Travaux de médecine.

J'ai montré Villar naturaliste et physicien ; il me reste à faire voir qu'il était médecin distingué ; et ici, comme pour les plantes, il s'était formé par la force de son intelligence, sa ténacité dans l'étude et son aptitude à réussir dans tout ce qu'il entreprenait. Il pensait d'ailleurs que toutes les connaissances acquises devaient tendre au même but, celui du soulagement de l'humanité.

A ces préliminaires, il ajouta la qualité de médecin d'hôpital, grande école où les misères humaines sont par leurs répétitions autant de faisceaux lumineux. Il se trouva aussi au milieu de ces foyers de contagion qui, dans les armées, s'étendent comme des traînées de feu. Dans l'une de ces formidables épidémies, celle qui survint à la suite de la défection de Scherer, il faillit succomber ; et comme son zèle l'emporta à reprendre son service d'hôpital pendant sa convalescence, il essuya une rechute, à la suite de laquelle il fut obligé de recourir à l'air salutaire du Champsaur.

Il semble que la vie des hommes illustres ait besoin d'être semée d'anecdotes piquantes pour rehausser leur valeur. Villar, simple paysan, parvenu à une position assez élevée, ne pouvait échapper à quelque histoire fabuleuse. Voici ce qu'on raconte : *Une épidémie meurtrière ravageait l'hôpital ; la contagion allait de lit en lit ; les médecins avaient pris le parti de faire la part du mal, comme dans l'incendie on fait la part du feu. Les hommes trop gravement atteints étaient entassés dans une salle séparée, véritable antichambre de l'amphi-*

théâtre, où ils ne tardaient pas à succomber. Un jeune grenadier, récemment entré dans l'hôpital, allait ainsi être renvoyé aux incurables, lorsque Villar, frappé de la bonne mine du malade, intercède pour qu'il reste dans son lit. Le médecin refuse. Notre docteur le fait transporter dans sa propre salle, l'entoure de soins, lui sauve la vie. Ce grenadier était Bernadotte, depuis roi de Suède!

Ceci est un roman qui a une vérité pour base; *Bernadotte* a été en effet traité dans l'hôpital militaire de Grenoble par Villar; mais ce ne put être que de 1787 à 1789, car la garnison était complétement changée à la suite de la journée dite des Tuiles, en 1788. A cette époque, quatre régiments composaient cette garnison, deux suisses, Sonnenberg et Stener; deux français, Austrasie et Royal-Marine. C'est dans ce dernier que Bernadotte était en qualité de sergent. Or, il n'y eut point d'épidémie, et il n'y avait point de raison d'épidémie à cette époque. Les typhus ne commencèrent que vers 1795, et alors Bernadotte était à l'armée du Rhin et déjà dans de hauts grades.

Je n'aurais point relevé ce récit s'il n'avait été livré à la publicité et s'il n'entrait dans mes devoirs, comme ancien médecin des armées, de protester contre un mode d'interterprétation offensante pour les médecins des hôpitaux.

Épidémies. Topographies. — Quelle que soit la nature d'une maladie épidémique, il n'est point de notions parfaites sans une description des lieux où elles exercent leurs ravages. L'érudit Villar avait trop médité le livre *de aëre, locis et aquis*, pour ne point obéir aux préceptes qu'il renferme. Lorsqu'il fut envoyé pour s'assurer de la nature des épidémies du Champsaur et de Beaurepaire, son premier soin dans l'une et l'autre contrée fut de calculer toutes les circonstances locales et atmosphériques qui avaient pu exercer leur influence.

Vaccine. — La découverte de l'immortel Jenner agitait le monde; l'opinion des médecins était divisée, mais Villar entra résolument dans la polémique en faveur du nouveau procédé ; il venait d'écrire contre l'inoculation du virus variolique en 1800, lorsque l'année suivante il fit paraître, de concert avec le chirurgien en chef Silvy, des réflexions en faveur de la vaccine, et quelques mois après il publia seul un mémoire pour la défense de cette précieuse conquête. La persuasion ne pénétra pas dans tous les esprits sans une vive opposition ; l'incertitude et la défiance avaient gagné les esprits, lorsque Villar reçut du docteur Odier de Genève un fil imprégné de vaccin dont il se servit pour l'insertion de ce virus sur le bras d'un petit-fils âgé de cinq mois. Ce noble dévouement triompha des résistances, et la vaccination se généralisa dans tout le département, alors même que dans Paris la résistance était fort opiniâtre. Cette anecdote, qui fait tant d'honneur à ce courageux médecin, a été reproduite par le savant bibliothécaire de Grenoble, M. Gariel, qui a donné la note la plus complète des travaux de notre compatriote; j'y ai ajouté fort peu.

Il ne m'a pas été permis d'analyser tout ce qu'il a écrit en médecine, cet exposé eût été trop long. La liste que je donne à la fin de cette notice indiquera suffisamment combien il était laborieux. On y observera qu'il avait étendu ses remarques sur l'art vétérinaire; qu'en 1787, en donnant la topographie de Grenoble, il l'avait fait suivre de l'exposé sur les maladies les plus fréquentes ; qu'en 1796 il avait démontré, sous le point de vue de la statistique, combien il serait important de joindre aux actes de décès une notice des maladies qui l'ont précédé. Il a ainsi devancé les demandes actuelles du gouvernement et les discussions lumineuses qui ont lieu à l'académie impériale de médecine pour répondre aux questions qui lui sont adressées sur ce point. On remarquera aussi le mémoire sur la *fièvre soporeuse* qui, en 1797, régna à l'hôpital militaire de Grenoble.

Il est bien constant, et cela s'observe dans tous ses écrits, que l'intérêt de l'homme sous le rapport sanitaire et le progrès dans la thérapeutique le préoccupaient sans interruption. C'est dans ces vues que ses descriptions d'espèces végétales sont terminées par de rapides indications sur les usages en médecine, aspiration et habitude qui lui avaient sans doute été communiquées par le premier livre tombé entre ses mains, le *Mathiole*. Mais, objectera-t-on, ces usages sont bien tombés en désuétude depuis qu'une chimie habile a pu découvrir les principes immédiats des végétaux ! Je le sais, car je n'ai pas laissé que de prendre une grande part dans la révolution qui, par l'application des alcaloïdes, a changé la face de la thérapeutique ; mais les indications de Villar tendaient toujours au progrès et à préparer l'heureuse transformation qui s'est opérée depuis.

IX.

On ne se doute pas de tous les devoirs qu'un médecin d'hôpital a pour mission de remplir ; car il est le protecteur immédiat des malades qui lui sont confiés. Ce n'est pas seulement pour des prescriptions médicamenteuses qu'il pénètre chaque jour dans les asiles de la douleur d'autres obligations sont imposées à sa conscience, à son dévouement, à son humanité. Il doit savoir si les aliments sont de bonne nature, si les malades sont chaudement dans les fournitures, si les dortoirs sont propres, aérés, débarrassés de toute puanteur, etc.

Toutes ces conditions étaient impitoyablement violées dans l'hôpital militaire de Grenoble, malgré les observations journalières; la délicatesse du médecin s'en indignait, il fut donc forcé de donner un retentissement à ses plaintes et de prononcer une philippique sévère à la société de médecine, sous le titre : *Observations sur les vices de l'administration de l'hôpital militaire.* L'année 1800 commençait. La destitution suivit de près cet acte énergique de dévouement : la toute-puissance était encore entre les mains des fournisseurs; cependant les soldats, étonnés de ne plus recevoir les soins affectueux de celui qu'à bon droit ils considéraient comme leur père, s'informèrent du motif de son absence, et lorsqu'ils l'eurent connu, ils déléguèrent en masse ceux qui pouvaient marcher et, malgré son opposition, ramenèrent en triomphe le médecin qui savait si bien compatir à leurs maux.

Sa vie s'écoula assez paisiblement jusqu'en 1803, année où le gouvernement, irrité de la continuation des malversations, supprima brusquement l'hôpital militaire et le confia à l'administration civile, usage qui a prévalu et persiste.

L'équité aurait voulu que l'administration civile le conservât à la tête d'un hôpital qu'il avait organisé, si bien dirigé, et dont il était le chef depuis trente ans. Mais, grâce à des intrigues subalternes, le juste succomba sous le venin de l'intrigue; ainsi frappé, ainsi pris au dépourvu, il fut réduit à la triste nécessité de solliciter une retraite qui lui fut refusée : on ne daigna pas même lui répondre ; et, pendant deux ans, il épuisa ses ressources, car il ne lui restait plus que le médiocre revenu de son patrimoine, bien insuffisant pour le soutien d'une famille élevée honorablement. Médecin des pauvres dans la véritable acception du mot, peu répandu dans les classes aisées qui ne le considéraient que comme un savant, il fut réduit à demander je ne sais quel médiocre emploi dans la ville de Gap, voisine de son lieu de naissance et de son petit domaine.

Il y avait alors, comme préfet des Hautes-Alpes, un homme excellent, ami des sciences, qui faisait des efforts inouis pour doter le pays de quelques monuments utiles, tels que bibliothèque, musée ; il avait fondé une société d'émulation et il avait mis cette cité au niveau et même au-dessus de beaucoup d'autres plus populeuses, secondé qu'il était par l'esprit vif, intelligent et actif des habitants. C'était M. de Ladoucette qui, depuis longues années, n'avait cessé d'entretenir des relations amicales avec notre savant ; il en avait même reçu son grand ouvrage, celui de Guettard sur le Dauphiné, et cette oupe qui avait servi à déterminer un si grand nombre de plantes depuis un tiers de siècle.

M. de Ladoucette a prononcé son éloge dans la séance publique de la société royale et centrale d'agriculture, le 29 mars 1818 ; ils étaient l'un et l'autre membres de cette société. L'orateur a avoué, avec un noble sentiment de gratitude, qu'il avait été fier du présent que lui avait fait le grand homme.

Nous avons dû gémir sur cette gène, sur ces embarras qui décolorèrent parfois son existence ; mais, aux yeux des hommes de cœur, cette gène est un titre de gloire, lorsqu'elle a pour origine le désintéressement, la générosité, le sacrifice de ses intérêts pour le bien de son pays.

En 1805, il allait partir pour les Hautes-Alpes, lorsqu'il apprit que les professeurs de la faculté de médecine de Strasbourg, d'un mouvement spontané et unanime, le réclamaient pour occuper la chaire de botanique, et que l'illustre Fourcroy, directeur général de l'instruction publique, s'était hâté de confirmer cette nomination. Chose étrange! son premier mouvement fut de refuser, tant il lui coûtait d'abandonner ses chères montagnes. En 1809, il renouvela son refus du décanat, prétextant son âge et son incapacité; double refus qui m'a été affirmé par M. le docteur Charvet, médecin de distinction, professeur de l'Ecole préparatoire de Grenoble.

Lorsque, malgré sa résistance, il se vit obligé d'accepter, il adressa une lettre d'adieu touchante à la ville de Grenoble; ce fut un deuil général. On comprit alors ce que l'on perdait; l'injustice commise parut à cet instant dans toute sa laideur.

M. le préfet de Ladoucette raconte que, pour entreprendre son déplacement, Villar allait être forcé de vendre sa bibliothèque, riche de tant d'ouvrages rares et précieux, lorsqu'un de ses anciens élèves, le docteur Rome, lui avança la somme nécessaire; et, néanmoins, ajoute ce digne magistrat, dissimulant la gène de sa position, il savait avec quelle confiance il pouvait entre autres s'adresser au préfet des Hautes-Alpes. « Il s'était proposé de donner la topographie de l'Alsace, des Vosges, d'une portion de l'Italie et des rives du Rhin; mais la fatigue des voyages pédestres qu'il entreprit dans ce dessein, nous a privés d'un travail aussi intéressant. »

Le tome V des mémoires de la Société d'émulation des

Hautes-Alpes contient une dissertation sur l'importance de l'agriculture et sur les moyens de la porter à un plus grand degré de prospérité (1). Pendant toute sa vie, il ne cessa de s'occuper de l'amélioration de l'économie rurale. Il n'était étranger à rien de ce qui concerne les événements historiques dans les Alpes. Nous le voyons agiter la question du passage des Alpes par Annibal, et, contrairement aux opinions qni adoptent le Mont-Cenis ou le mont Genèvre, il conclut pour le Saint-Bernard.

On est tenté de se rendre à son raisonnement, car personne, depuis les Celtes jusqu'à nous, n'a, pendant cinquante ans, comme lui, visité et connu les monts, les vallées, les cols, les passages, les défilés, les détours ; il n'y avait peut-être pas un mètre carré de cette immense chaîne qu'il n'eût vu et foulé à ses pieds.

Si l'on examine les dates de ses nombreuses publications, on se convaincra aussi qu'il savait habilement saisir l'à-propos. C'est ainsi que, en 1793, la famine semblait vouloir menacer la France; alors il se hâte de signaler à l'attention publique toutes les plantes des Alpes qui pouvaient servir à la nourriture de l'homme. Il citait entre autres la *Chardousse*, *Carlina acanthifolia*, très-commune dans les montagnes. Les bergers mangent son réceptacle comme celui des artichauts; il est très-charnu, très-nourrissant, on le confit aussi ; sa racine est aromatique et provoque la sueur.

X.

Il eût été difficile de faire juger convenablement Villar, sans une appréciation historique de quelques-uns de ses

(1) P. 14.

travaux et des titres qui lui donnent des droits à la reconnaissance de la société. Nous avons maintenant à aborder le foyer domestique et à faire juger le côté moral du savant dont les mœurs furent toujours simples et qui ne dévia jamais des sentiers de la vertu la plus scrupuleuse, la plus austère. On sait le respect religieux qu'il professa pour sa mère, femme de tête et de caractère, qui le domina jusqu'à l'âge de vingt-cinq ans. Si elle contrariait ses goûts, nous l'avons déjà dit, c'était plutôt par excès de zèle et de piété que par esprit de contradiction. Elle craignait que cette imagination vive, ardente, toujours à la recherche des nouveautés, n'abandonnât les voies du salut. Cette crainte pouvait être d'autant plus fondée qu'un jour, le 2 novembre, après avoir prié selon l'usage sur la tombe des ancêtres, il en revint avec des pensées d'athéisme; il explique à quelle torture sa jeune imagination fut livrée par suite de ce singulier désordre de son esprit. S'il fut de lui-même ramené dans la voie de la vérité, il en fut redevable à ce qui, aux yeux de sa mère, semblait devoir l'en détourner: l'admiration des phénomènes de la nature. Enthousiasmé de l'organisation d'une simple fleur, émerveillé des phénoménes qui s'accomplissaient dans les rapports des étamines avec les pistils, il se disait: que toute la puissance, toutes les facultés de l'homme ne produiraient jamais rien d'analogue. Il découvrait la vie là où elle semble impossible.

Lorsqu'on a vécu avec lui et que l'on compare la lenteur de son langage, l'aménité constante de son discours, avec le jugement que l'avocat Servan porta sur sa vivacité, on est bien surpris.

Dans sa famille, comme au milieu des étrangers, s'il ne donnait jamais de marques d'hilarité, il n'en donnait jamais de mauvaise humeur, tant il y avait d'égalité et d'équilibre dans ce caractère; si donc il était vrai qu'à vingt-cinq ans il eût tant de vivacité, on est obligé de convenir qu'il s'était opéré une bien grande métamorphose en lui.

Il y avait aussi une préoccupation fixe qui l'enchaînait à la même série d'idées; de sorte que toute distraction était bannie de son cerveau. Dès son lever, il courait à sa bibliothèque, composée à grands frais, et n'interrompait ses études que pour se livrer à un repas frugal, peu différent de celui du Champsaur; les interruptions les plus fréquentes étaient celles des herborisations où il conduisait ses élèves qui étaient assurés de trouver des provisions toujours partagées avec eux.

Si l'on ajoute à cet oubli constant de ses intérêts, ces immenses impressions qui ne lui rapportaient rien et qu'il distribuait à ses amis, à ses disciples, on se demandera comment, avec de faibles appointements, les honoraires plus modiques encore de sa clientelle, il pouvait vivre honorablement et veiller à l'éducation de sa famille, éducation qui cependant ne laissa rien à désirer. La réponse à ces questions se trouve renfermée dans son testament : *Je demande pardon à mes enfants d'avoir négligé leurs intérêts pendant le cours de ma vie.*

Non, il n'avait pas négligé leurs intérêts, puisqu'il leur avait donné de bons principes, une saine morale et inspiré la douceur de son caractère, de ses mœurs! Mais quelle foule de réflexions fait naître cette phrase d'humilité chrétienne : là est l'homme; mais là aussi est une belle âme!

Innocui vivite, numen adest: Vivez purs et innocents, leur disait-il, Dieu est présent, Dieu vous voit; et ses enfants, élevés avec de tels principes, furent toujours pénétrés de respect, de tendresse et d'admiration pour lui.

Sa générosité à l'égard des étrangers n'avait aucune borne. Sa maison était ouverte à tous, riches ou infortunés, sans distinction, que sa renommée, comme un aimant, attirait à Grenoble. Le savant Carlo Botta, expatrié de Turin, et sûr de trouver un asile chez lui, s'y présente et reçoit l'accueil le plus bienveillant. J'étais présent à l'entrevue.

Le vertueux Malesherbes lui est adressé de Paris; aussitôt il oublie tout et part avec son hôte pour une longue tournée dans les Alpes. Labillardière lui avait été recommandé par Desfontaines; même accueil, même dévouement.

On a vu quel était le régime alimentaire des habitants du Champsaur; quelle frugalité! et cependant c'est une race robuste. Notre sage, qui avait vécu parmi eux jusqu'à vingt-cinq ans, ne se départît jamais de sa sobriété primitive. Certes, il eût dépassé l'âge de soixante-huit ans, sans les maladies contagieuses des hôpitaux, et sans une tension trop constante dans le travail; car il ne se donnait aucune distraction.

Il fut aussi atteint d'une maladie sérieuse, attribuée à l'excès du travail et à l'oubli de la nourriture, dans le mois de juin 1784. Il ne s'aperçut que fort tard de la cause et ne put se débarrasser de son état fébrile que par une alimentation douce et graduée.

Comme professeur d'hygiène, il plaçait cette branche de la médecine à la tête de toutes les autres, et il disait avec Sénèque que *l'on rend plus de services à un homme en l'empêchant de tomber, qu'en le relevant après sa chute*. C'est cette maxime que nous avons bien comprise, bien hautement proclamée dans nos temps d'épidémies, et que les gouvernements, éclairés par les médecins, observent à merveille dans les nouveaux réglements d'édilité.

Voici les divisions du cours que Villar, qui ne séparait point l'homme de l'ensemble de la société, assignait habituellement à ses leçons d'hygiène. L'hygiène donne lieu à des applications : 1° à l'homme en santé; 2° à la guérison des malades; 3° à son perfectionnement moral; 4° à son perfectionnement physique; 5° à l'établissement des villes et des ateliers; 6° au développement de l'esprit humain.

J'ai oublié de dire que, vers la fin du siècle, il soutint vigoureusement, d'accord avec Silvy, une lutte contre Mitié, possesseur d'un secret pour *guérir sans mercure* les maladies dont ce médicament était considéré comme le spécifique. Mitié avait été envoyé à Grenoble pour faire ses essais dans l'hôpital militaire. La résistance de Villar contre le jongleur le compromettait d'autant plus que celui-ci était soutenu par le ministère, et que des médecins aveuglés, ou simplement dévorés par l'envie, semblaient prendre parti pour Mitié. L'empire de la vertu était si puissant chez Villar, qu'à chaque instant il compromettait ses moyens d'existence, sans examiner les conséquences de ses combats. Un jour on surprit une ordonnance où, au milieu d'une composition bizarre, Mitié avait ajouté vingt-cinq grains de sublimé corrosif dans une pinte de liquide. Dès ce moment, Mitié fut dévoilé et chassé du ministère, et ses partisans restèrent honteux de leur confiance aveugle.

XI.

Villar doit prendre rang dans le petit nombre des hommes privilégiés qui n'ont à se reprocher ni mauvaise pensée, ni mauvaise action. Son austère vertu le portait à combattre sans cesse le charlatanisme éhonté et ces abus qui touchent de trop près à la vie des malades. Toute sa vie fut donc un enchaînement d'actes d'abnégation, d'oubli de sa personne et de luttes contre le vice. On ferait un livre d'excellente morale, si l'on extrayait de ses nombreux ouvrages toutes les bonnes pensées qu'ils renferment. Il croyait fermement à une autre vie : mais dans la naïveté de ses sentiments, il caressait la noble idée de vivre dans la mémoire des hommes.

Les compagnies célèbres de l'Europe s'empressèrent de l'associer; l'Institut dès 1796, et précédemment la société royale de médecine, ainsi que les autres compagnies savantes de France, se firent une gloire de le compter parmi leurs membres.

Que n'aurais-je pas à dire de ses collègues de Strasbourg, professeurs de mérite, qui lui vouèrent tant d'estime et de vénération, qu'ils le forcèrent, et c'est le mot, à accepter la direction de leur école? L'un d'eux, l'illustre Fodéré, paya éloquemment, au nom de cette faculté, son tribut d'éloges; en même temps que Desgenettes, l'ancien médecin en chef de l'armée d'Egypte, remplissait avec sa verve spirituelle, le même office à la faculté de médecine de Paris. Le docteur Albin Gras a également parlé de Villar d'une manière éloquente et spirituelle. Le culte à la mémoire de ce grand homme est loin de s'éteindre dans Grenoble.

Villar avait vu le jour dans un département où la simplicité des mœurs était héréditaire; où l'on naît avec un esprit vif, qui n'a besoin que de culture pour se développer. Mais celui qui, par la force de son génie, sans bassesse comme sans présomption, s'est élevé *seul*, de la condition de simple paysan, sans culture, au rang de médecin habile, de professeur distingué, de botaniste de premier ordre, d'ami des savants les plus illustres et des plus grands personnages de son époque, celui-là, certes, n'était pas un homme ordinaire.

A dater de 1805, une ère de tranquillité s'ouvre devant lui; jusque-là sa vie n'avait été qu'agitation, fatigue, tourments supportés, toutefois, avec une rare philosophie. Strasbourg fut un asile de bonheur, où, dans un centre scientifique, au milieu de collègues excellents, nouvelle et bonne famille qui le vénérait, il passa neuf années à l'abri des orages.

Ses anciennes relations avec notre compatriote Français, conseiller d'Etat et directeur général, portèrent de nouveaux fruits. Cet homme admirable avait à créer une administration dont les éléments n'existaient nulle part; il n'attendit pas que Villar vînt le solliciter; il alla au-devant de ses désirs, et plaça ses deux gendres dans des emplois supérieurs.

Déjà Villar avait été rassuré sur l'avenir de son fils, qui se distinguait dans les hôpitaux des armées, et qui, après avoir dirigé l'hôpital militaire d'Alexandrie, fut chargé de celui de Besançon. Si notre récit ne se prolongeait déjà trop, nous donnerions ici l'extrait des lettres qu'il lui écrivait, et nous trouverions, dans cet exposé, un cours complet de médecine, outre les préceptes de la meilleure et de la plus douce des morales.

L'heure du repos semblait avoir sonné; mais toujours dévoré par le désir des explorations et celui des publications, il voulait finir, après soixante-cinq ans, comme il avait commencé à l'âge de six. Il fit, toujours à pied, de longues excursions sur les bords du Rhin, à travers la Suisse, le Simplon, le Saint-Gothard et l'Italie supérieure, contrées dont il se proposait de donner la topographie. Il avait alors soixante-cinq ans; cet excès, ce redoublement d'énergie usèrent le reste de sa vie.

Vers l'an 1812, il vint à Paris : ce fut là que j'eus le bonheur de le recevoir. Ce fut l'époque la plus heureuse de ma vie; mais ma joie fut mêlée d'inquiétude, car je m'aperçus qu'il traînait un peu la jambe gauche, frappée d'œdème. Cependant son activité était encore si étonnante, qu'il ne se servit jamais de voiture et que souvent il partait de la rue du Temple pour aller visiter ses collègues et amis au Jardin des Plantes.

Les hémorrhagies cérébrales pardonnent peu; une première est souvent suivie d'une seconde qui décide du sort. C'est ce qui arriva, deux ans après, à Villar, qui succomba brusquement, le 20 juin 1814 : il avait alors soixante-huit ans.

Villar fut inhumé, sans aucune pompe, dans le cimetière de l'ouest, route de Kehl. En 1814, tout était douleur pour la France, et le destin qui la frappait faisait oublier les vertus et le savoir d'un vieillard qui mourait sans fortune. Une simple croix de bois, rongée par le temps et quarante-trois ans d'oubli, a disparu et sa tombe est ignorée. Cette poussière n'est plus; mais nos bibliothèques sont chargées des fruits de son intelligence. Sa mémoire vivra dans les cœurs; et si nos humbles vœux sont accomplis, ses vertus et ses œuvres pour le bien des hommes obtiendront leur rémunération dans le sein de *la justice éternelle* (1).

(1) C'eût été abuser des trop courts instants du Congrès que de lui communiquer les réflexions qui suivent sur les manières diverses dont on a écrit le nom de *Villar*. Mais j'éprouve une répugnance invincible à le voir surchargé de lettres étrangères, et à voir ainsi sa renommée absorbée par d'autres renommées plus éclatantes. Il est certain que, dans une place de guerre de premier ordre comme Grenoble, tout voyageur ou étranger qui verrait ce nom terminé par un *s*, l'attribuera au vainqueur de Denain.

Le nom patronymique est un héritage sacré qu'un fils respectueux doit, à moins d'autorisation, conserver religieusement. Notre grand naturaliste avait trop ce sentiment du respect filial pour déroger à cette loi de son autorité privée.

Par quelle fatalité ce nom a-t-il fini par éprouver tant de variantes? Par le fait d'une simple faute de typographie glissée dans la onzième publication et la plus importante, celle de son grand ouvrage, qui ne fut que la huitième; mais les premières, même le prospectus de l'histoire des plantes du Dauphiné, indiquent le nom d'une manière correcte. J'ai aussi sous les yeux son journal d'observations microscopiques, de 191 pages, daté de 1802, parfaitement signé.

Il doit exister plusieurs centaines de ses lettres dans toutes les sociétés savantes de l'Europe dont il était associé. Les archives de l'Institut, et surtout celles du Muséum d'histoire naturelle en possèdent; dans aucune d'elles, sa signature, pendant plus de cinquante ans fort nette, fort distincte, n'a éprouvé la plus légère variation.

L'exemplaire de la Bibliothèque du Dauphiné, par Gui-Allard, dont une édition lui fut donnée en 1797 par Chalvet, l'éditeur, est surchargé de notes marginales, interlinéaires et de notices biographiques toutes de sa main et signées; et d'abord sur le titre il a inséré ces mots: « Chalvet, professeur à l'école centrale. « Présent de l'auteur, auquel j'ai ajouté des notes sur Bérard, « Chaix, Liotard, etc., » il a ajouté que Chalvet mourut subitement en 1807.

A la page 68, en marge: « Un chartreux, frère Laurent

« Sicard, remit à *Villar*, en 1773, un catalogue des plantes des « Alpes et de la Grande-Chartreuse. »

Entre les pages 104 et 105, il a intercalé un feuillet contenant la vie et les travaux de son ami, le curé Chaix. Dans le même livre, pag. 335, en interligne : « VILLAR, Dominique, fils « de Pierre, » pour indiquer la place où, dans un cas de réimpression, on mettrait la notice placée entre les pages 336, 337, et qui débute ainsi : « VILLAR, Dominique, fils de Pierre, naquit « au Villar, hameau des Noyers, etc. »

Ce manuscrit tranche la question ; il semble, en effet, avoir été écrit de sa propre main, avec signature régulière, dans le but de faire bien connaître son origine. C'est une espèce de testament scientifique, où il réclame sur la fin de ses jours une rectification qui lui est due.

Dans ce livre de Gui-Allard, édité par Chalvet, on remarque à la page 68 le nom de *Villard* terminé par un *d* ; et, plus près de nous, l'érudit M. Pilot l'a écrit de la même manière dans l'histoire de Grenoble, édit. 1829, pag. 322, et dans la *Statistique générale du département de l'Isère*, année 1846, t. III, p. 529.

Si nous consultons maintenant les livres des sciences naturelles, nous trouverons les mêmes variantes. Guettard, longtemps son compagnon d'exploration, détacha du genre *arctium* l'espèce *sub-acaulis* et lui donna le nom de Villaria *sub-acaulis*. Dans la Synonymie, genre *erigeron*, M. de Candolle dit : *Erigeron Villarii*, d'après Bellardi, *act-tor.* 5, p. 241, tom. 9. Tel était l'embarras que M. de Théis (*Glossaire de botanique*, 1810), s'est vu forcé de dire : *Villaria ou Villarsia nymphoides.* Ce qu'il y a de plus étonnant encore, c'est que le *Bulletin de la société de statistique*, ouvrage précieux qui fait si bien connaître Grenoble et les Alpes, écrit Villard par un *d*, tom. 1er, p. 345, preuve que ce nom a été livré à la discrétion des protes. Ajoutons à tout ce qui précède que Mme Faure, sa fille, a toujours voulu, ainsi que ses enfants, maintenir l'intégrité de la signature du père. J'ai encore sous les yeux une statistique des Invalides, aussi curieuse qu'intéressante, et qui porte le nom de Faure-Villar sans *d*.

Pour le public, il y aurait incessamment trois êtres différents, et la gloire ainsi divisée s'amoindrirait singulièrement.

LISTE DES OUVRAGES DE VILLAR.

1 1779— *Prospectus de l'histoire des plantes du Dauphiné et d'une nouvelle méthode de botanique, etc.*

2 1780— *Mémoire sur la nourriture des chevaux et autres bestiaux, et observations sur l'art vétérinaire.*

3 1781— *Observations sur une fièvre épidémique qui a régné dans le Champsaur et le Val Gaudemar;* riche d'érudition et d'excellents préceptes médicaux.

4 1781— *Observation sur les cryptogames.*

5 1781— *Analyse de l'Essai sur les propriétés des plantes.*

6 1783— *Mémoire sur la prétendue découverte d'un volcan éteint dans le Dauphiné, annoncée par le chevalier de Lamanon.*

7 1787 — *Mémoire sur les maladies les plus fréquentes à Grenoble, suivi d'un essai sur la topographie de cette ville.*

8 1786— *Histoire des plantes du Dauphiné.* 1er volume }
9 1787— .... id.............. 2e volume } Gr. in-8 avec planches.
10 1788— .... id.............. 3e volume }

11 1787— *Lettre en réponse à un article inséré le 15 juin dans les* Affiches du Dauphiné, *dans lequel on cherchait à établir, contrairement au système de Linné, que les fleurs femelles des plantes qui ne sont pas hermaphrodites n'ont pas besoin, pour être fécondées, de la poussière des fleurs mâles.*

12 1787— *Liste et observations sur les arbres de la province du Dauphiné.*

13 1789— *Instruction élémentaire de météorologie.*

14 1790— *Sur l'école de chirurgie, le jardin de botanique et les pépinières établies à Grenoble.*

15 1790— *Sur les études de la médecine et de la chirurgie, l'administration des hôpitaux et les moyens d'empêcher la mendicité.*

16 1791— *Plan d'éducation médicinale.*

17 1791— Edition du *Précis des maladies syphilitiques, de Fordyce, augmenté de notes et de quelques détails sur l'école de médecine de Grenoble.*

18 1792— *Projet d'un plan d'institution élémentaire de l'art de guérir à établir dans les départements.*

19 1793— *Catalogue des substances végétales qui peuvent servir à la nourriture de l'homme et qui se trouvent dans les départements de l'Isère, de la Drôme et des Hautes-Alpes.*

20 1793— Divers mémoires aux sociétés d'agriculture, de médecine et des naturalistes à Paris.

21 1796— *Eloge de Liotard*, lu à la société des sciences de Grenoble.

22 1796— *Sur l'utilité de joindre aux actes de décès une notice des maladies qui l'ont précédé.*

23 1797— *Précis du voyage dans les Hautes-Alpes et mémoire sur l'agriculture.*

24 1797— Nouvelle édition du *Précis élémentaire de météorologie.*

25 1797— Extrait de l'ouvrage de Fontana sur les poisons.

26 1797— *Mémoire sur une fièvre soporeuse.* — Hôpital militaire de Grenoble.

27 1797— Observations sur le mémoire précédent.

28 1797— *Précis de médecine et de chirurgie à l'usage des étudiants.*

29 1798— *Notice sur les procédés économiques de Rumfort.*

30 1799— *Eloge de l'histoire naturelle.*

31 1799— *Notice sur l'agriculture du département de l'Isère.*

32 1799— *Sur l'étude et les charmes de la botanique.*

33 1800— *Mémoire sur la fièvre épidémique qui régnait à Grenoble, avec quelques observations sur l'administration de l'hospice de Genève.*

34 1800— *Notice sur la vie et les travaux de Chaix.*

35 1800— *Observations sur les vices de l'administration de l'hôpital militaire.*

36 1800— *Mémoire sur le cours du Rhône à Seyssel.*

37 1800— *Note contre l'inoculation de la petite vérole.*

38 1801— *Mémoire sur les moyens d'accelérer les progrès de la botanique.*

39 1801— *Réflexions sur la vaccine.* Villar et Silvy.

40 1801— Même sujet. Villar seul.

41 1801— *Discours sur l'histoire naturelle.*

42 1802— *Mémoire sur l'établissement d'une école spéciale d'histoire naturelle.*

43 1802— *Rapport sur le Dictionnaire des termes de botanique de Mouton-Fontenille.*

44 1804— *Discours sur les fausses théories en médecine.*

45 1804— *Observations microscopiques.*

46 1804— *Mémoire sur les bois fossiles trouvés sur les montagnes de Lans, au niveau des glaces actuelles.*

47 1804— *Sur la topographie, l'histoire naturelle ; statistique sur les animaux et les plantes microscopiques ; sang et fibrine.*

48 1804— *Fièvre épidémique de la commune de Beaurepaire.*

49 1805— *Lettre d'adieu aux habitants de Grenoble.*

50 1806— *Sur la construction et l'usage du microscope.*

51 1807— *Mémoire comparatif entre le sol, les productions, le climat, l'agriculture de l'Alsace et du Dauphiné.*

52 1807— *Catalogue méthodique des plantes du jardin de l'école de Strasbourg.*

53 1811— *Essai de littérature médicale.*

54 1812— *Précis d'un voyage en Suisse, dans les Grisons, aux sources du Rhin, au Saint-Gothard, au Tésin (Piémont), autour du lac Majeur, sur le Simplon, au Valais.*

55 ....— Manuscrit volumineux avec dessins sur les observations microscopiques.

56 ....— *Notice sur des épingles avalées* (environ 150), guérison. Mémoire de la société des sciences de Strasbourg.

57 ....— 1er prix et médaille d'or sur le crétinisme. — Société royale de médecine.

58 ....— *Observations de météorologie et de botanique sur quelques montagnes du Dauphiné*, insérées dans le *Bulletin de statistique de Grenoble*, t. 1er, pag. 345 (extraites du *Journal de physique*).

Albin Gras avait donné une liste de quelques travaux, mais celle de M. Gariel était bien autrement complète, j'y ai peu ajouté.

Depuis peu, M. Pilot a publié dans le *Bulletin de la Société de statistique de l'Isère*, tom. 4, 2e série, une notice sur Villar, d'après des renseignements fournis par sa famille et des documents inédits.

Grenoble, imp. Maisonville, rue du Quai, 8, maison Crozet.

La Commission chargée par le Congrès de diriger les travaux d'impression avait jugé convenable de supprimer quelques passages de ma Notice. Je les rétablis en indiquant les pages auxquelles chacun répond.

PAGE 7.—Qu'il me soit permis d'interrompre un instant mon récit pour dire quelques mots des travaux scientifiques du petit-fils, le docteur Faure-Villar, qui nous appartient comme compatriote et comme descendant de notre célèbre naturaliste. On lui doit, entre autres œuvres, l'histoire de la *méningite cérébro-spinale*, qui régna à l'hôpital militaire de Versailles en 1839, et qui inspira de légitimes inquiétudes au ministère, parce qu'elle avait atteint 39 garnisons, et qu'elle semblait devoir pénétrer dans tous les corps de l'armée. Elle affligea les casernes de Versailles après s'être montrée à Bayonne, Bordeaux, Dax, la Rochelle et Foix dans les deux années précédentes, atteignant spécialement les jeunes appelés. Dans le rapport que je fis à l'Académie, j'émis l'opinion conforme à celle de l'auteur, que cette maladie était bien une méningite cérébro-spinale. Je m'en étais préalablement assuré en assistant à des visites et à des nécropsies.

L'histoire de cette *épidémie spéciale* mérite de prendre rang dans la statistique médicale, comme type. Elle occupa un bon nombre de médecins, entre autres le professeur Forget, observateur profond et scrupuleux. De son côté, le fils de Broussais fit paraître un tableau où l'ensemble des invasions fut reproduit de 1837 à 1842. On y remarque, dit Casimir Broussais, que 39 garnisons furent atteintes. On ne sauva presque personne à Bayonne; et il calcula que, sur les 39 garnisons, la moyenne de la mortalité avait été de 57 — 9/10 sur 100.

Il est une observation d'une bien haute importance, qui ressort de la statistique de Casimir Broussais, c'est que dans plusieurs localités l'épidémie des casernes pénétra dans le civil. Ceci concourt à confirmer cette loi que je soutiens, savoir : que toute maladie qui se généralise porte en soi *la nature infectieuse* ou *infectio-contagieuse à un degré plus ou moins prononcé.*

PAGE 17. — L'aurore de l'enthousiasme pour la botanique, qui avait jeté tant d'éclat dans les XVIe et XVIIe siècles, d'abord par le génie des frères Bauchin, et le zèle si constant, si soutenu de notre Bérard ; ensuite par les travaux de l'immortel Tournefort, et brilla de nouveau sous la savante et vigoureuse impulsion des Villar, Desfontaines, Delamark, Gouan et de la pléiade des cinq Jussieu.

Il y eut naguère un intervalle de refroidissement assez marqué, pendant lequel le feu sacré ne fut plus alimenté que par les professeurs des écoles et du Muséum. Mais il a fallu arriver à nos jours, hier seulement, où une association improvisée à Paris a eu la merveilleuse idée d'imiter nos congrès et de faire un appel aux hommes studieux de toutes les contrées. L'an dernier, les amants de Flore (1856) ont exploré la végétation des vieux volcans de l'Auvergne ; cette année (1857) ils ont parcouru le Gard, l'Hérault, les Cévennes, les étangs et les bords de la Méditerranée, vers les ruines de cette *Aigues-mortes*, où Louis IX s'embarqua pour une de ses croisades.

On regrettera toujours que chacune de ces excursions ne soit pas le sujet d'une relation scientifique et pittoresque, qui séduit les lecteurs en les amusant. Lorsque Tournefort arrivait de la patrie de Périclès et d'Hippocrate, il ne laissait pas ses trésors sous le boisseau; et lorsque Desfontaines arriva de ces contrées dangereuses, de cet Atlas qui se civilise, il se hâta de faire connaître les richesses qu'il avait conquises.

Pour nous, dans notre admiration, nous ne pouvons taire le nom et le zèle de notre collègue et compatriote Chatin, l'un des premiers et des plus ardents apôtres de cette savante et fructueuse institution.

Honneur aussi à M. le comte Jaubert, qui dans sa carrière comme dans son amour pour les sciences, semble le modèle parfait de l'illustre Malesherbes.

PAGE 22. — Tout ce qui touche à des hommes de cette hauteur doit intéresser, et l'on me saura gré de transcrire ici une note singulière sur une question de priorité: «CC. Haller, *De Pedicularibus*, 1737, avait donné à une plante de cette famille le nom de son ami Stœhelin; Linné, la même année, consacra cette plante à la mémoire de son ami Bartschius. Haller avait la priorité, mais Linné l'ignorait. Les botanistes prirent part à la discussion, et ces deux grands hommes furent sur le point de se brouiller pour une plante; mais Linné réclamait les conseils paternels de Haller, qui eut l'âme trop généreuse pour vouloir désobliger l'homme si haut placé dans son estime.»

PAGE 25. — Et puisqu'il s'agit de plantes médicinales, disons un mot des opinions de J.-J. Rousseau (1763). Dans ses Lettres sur la botanique, il blâme avec aigreur la tendance que certaines personnes avaient à rechercher les propriétés des végétaux; et oubliant sa maussaderie à ce sujet, il les louait lorsqu'elles avaient pu lui être utiles. Fort jeune, il avait reçu un coup de mail sur la tête; la mère de l'auteur du méfait accourut, et après avoir bassiné la plaie ensanglantée, elle y applique des fleurs de lis macérées dans l'eau-de-vie, *vulnéraire excellent et très utile dans nos pays.*

PAGE 26. — A bien des reprises, il est vrai, des tentatives avaient été essayées pour opérer des modifications, mais aucune pour la destruction de la méthode naturelle. Les deux Richard, et notamment Achille, avaient porté une main hardie sur l'arche, mais en conservant le trépied des *acotylédons*, *monocotylédons*, *dicotylédons*. Il avait trouvé que l'une des grandes difficultés était l'insertion des étamines; et s'appuyant sur la position de l'ovaire, qui est supère ou infère, il avait été conduit à n'admettre que neuf classes au lieu de quinze.

PAGE 31. — A partir de Villar, il y eut un long intervalle pendant lequel le microscope fut assez négligé, tant sous le point de vue physiologique que pathologique. Et peut-être le serait-il encore, si MM. Dumas, Prévôt et Donné n'avaient réveillé l'attention sur son utilité. Après l'impulsion communiquée par ces savants, il s'est fait de remarquables travaux. Tout récemment il y a eu une longue et lumineuse discussion à l'Académie impériale de médecine, discussion soulevée par notre compatriote Robert, l'un des chirurgiens de l'Hôtel-Dieu, sur la cellule du cancer vue au microscope.

PAGE 31. — J'ai assisté à neuf grandes épidémies; j'ai été témoin d'encombrements inouïs; j'ai vu la fièvre jaune de Saint-Domingue (Haïti) nous enlever près de 40,000 hommes, époque désastreuse où nous avons perdu 208 officiers de santé de tous grades, titulaires ou requis ; j'ai vu des flots de malades gisant sur un peu de paille et distillant le sang par toutes les ouvertures ; mais jeter les malades en holocauste dans une antichambre d'amphithéâtre, oh ! laissez-moi exhaler toute mon indignation contre la pensée de ce crime qu'à bon droit la justice devrait punir et punirait infailliblement.

PAGE 35. — Depuis longtemps il avait publié la topographie de Grenoble, dont la latitude est de 45° 11' 57" ; et la longitude, méridien de Paris, 3° 23' 20" est.

Les vallées du Champsaur et du val Gaudemar, un peu plus au sud, ne diffèrent de Grenoble que par l'altitude, environ 400 toises au-dessus du niveau de la mer, mesure barométrique.

Dans le compte rendu de sa mission dans ces deux vallées, où régnait une épidémie, il dit que le Drac divise le Champsaur en deux parts ; que la pente du torrent est d'un pouce par toise ; il n'y a ni eaux croupissantes, ni marais, ni lacs. Qu'était-ce donc que cette épidémie ? L'auteur ne s'explique pas catégoriquement ; elle eut peu de durée.

Le mémoire qu'il a publié sur celle de Beaurepaire est beaucoup plus étendu. L'épidémie y persista d'ailleurs deux ans.

Cette jolie commune est à 50 kilomètres à l'ouest de Grenoble, à environ 12 à 15 du Rhône, à la tête de la Valoire, *vallée d'Or*. La latitude est d'environ 45° 11'. La température y est douce et moins sujette que Grenoble à de grandes perturbations. La voie ferrée, la fertilité et l'étendue de son territoire, la variété de ses productions, appellent ce pays, si bien situé, à un grand développement.

Comme l'ensemble des maisons est peu éloigné des prairies et des cours d'eau, Villar porta son attention vers ce point ; il ne découvrit ni eau dormante, ni bourbiers, ni marais, et les bras de rivière sont bordés de saules, de peupliers, de vernes, mais on n'y remarque ni joncs, ni carex, ni typha ; des iris jaunes, les deux espèces de beccabunga, la berle, le cresson, tapissent seuls les bords.

Il était difficile, après cette appréciation, d'assigner la vraie cause de l'épidémie, et cependant Villar comprit sur-le-champ que la source du mal était dans la prairie et les arrosages, qui répandus sur la surface, laissent toujours après eux de l'humidité, qui favorise les émanations des miasmes paludéens.

Ce médecin s'aperçut donc bien vite que la maladie empruntait à ces circonstances des caractères qui la constituaient rémittente pernicieuse. De là à l'administration du fébrifuge, la déduction fut naturelle ; et grâce à l'intelligence et au coup d'œil de ce médecin, l'épidémie fut domptée.

PAGE 40. — Bien que j'aie peu de tendance à parler de moi, je pense qu'il ne sera pas sans utilité, et même sans intérêt, de signaler une nouvelle substance alimentaire dont j'ai fait un assez long usage. En 1803 et 1804, le blocus de Saint-Domingue par terre, armée de Dessalines, et par mer, escadre anglaise, nous avait réduits à des privations qui augmentaient de jour en jour. Je pensai que la raquette (*Cactus opuntia*) pourrait jouir de propriétés nutritives ; il ne se passait pas de jour que je n'en fisse usage, lorsque la garnison du Cap fut réduite à la dernière extrémité.

Le *cactus* peut être cultivé en France à partir du 45e degré. Son parenchyme est épais, abondant et remplacerait fort bien quelques-uns de nos végétaux potagers.

PAGE 41. — On est surpris de cette métamorphose. Et ce qui caractérise bien l'être qui promettait, l'être que l'on aurait dû deviner, c'est qu'à l'âge de sept ans, surpris en flagrant délit de mensonge, il sollicita lui-même la correction, se promit de ne jamais plus mentir, et tint parole jusqu'à la fin de ses jours.

PAGE 45. — Il caressait la noble idée de vivre dans la mémoire des hommes. Est-ce une chimère? Mais essayez donc de ravir cette consolante perspective à ces êtres privilégiés qui, comme Villar, s'épuisent dans les méditations et ne craignent pas d'abréger leurs jours en usant le cerveau! qui, préoccupés de nourrir leur esprit, négligent la nourriture du corps, se laissent tomber dans le marasme pour trouver la solution d'un problème? Et dites-nous, vous qui savez penser, si les sciences, les arts, trouveraient beaucoup d'adorateurs?

Quelques frondeurs l'accusèrent de duplicité; calomnie basse et stupide dont néanmoins il s'affligea. Pourrait-on oublier qu'il ne mentit jamais? et la duplicité n'est-elle pas la fille du mensonge?

Il est, d'autre part, une pierre de touche supérieure à tous les raisonnements : l'estime et l'attachement que lui vouèrent les hommes illustres de l'époque, si riche en hommes illustres. Gmelin, Haller, Saussure, Murray, et à Paris, Jussieu Laurent; Desfontaines, qui, par les mœurs, le caractère, la simplicité, le calme, la candeur, avait tant de rapports avec lui; et les nombreux amis qui ne l'abandonnèrent jamais!

PAGE 47. — Il succomba le 20 juin 1814.

Un jour, un ambassadeur de haute distinction chercha dans les vastes cimetières de Rome la dernière demeure de celui que l'on se plut à appeler le peintre des gens d'esprit. Quelques ronces recouvraient un monceau de terre, surmonté heureusement d'une croix de fer qui portait le nom de Nicolas Poussin. Si vous entrez aujourd'hui à *San-Lorenzo in lucina*, vous admirez un bas-relief où la sculpture a déployé tout ce qu'elle a de grâce et de finesse; vous y verrez de suaves figures qui prient. C'est sous ce marbre que repose notre grand peintre, arraché à l'oubli par l'illustre Chateaubriand. Mais si vous entrez au cimetière de Strasbourg, vous n'y trouvez rien. La croix de bois vermoulu a été rongée, détruite par le temps ou par des mains profanes; et puis, il n'y avait pas d'ambassadeur, protecteur des renommées.

Paris. - Imprimerie de L. MARTINET, rue Mignon, 2

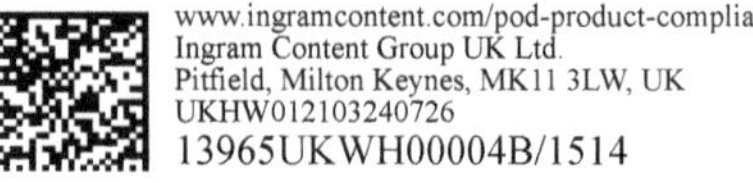
www.ingramcontent.com/pod-product-compliance
Ingram Content Group UK Ltd.
Pitfield, Milton Keynes, MK11 3LW, UK
UKHW012103240726
13965UKWH00004B/1514

9 782012 959927